《精神医学重要文献シリーズ Heritage》

村上 仁

統合失調症の精神症状論

みすず書房

目次

統合失調症の精神症状論

統合失調症の精神症状論

1　序　論

周知のごとく統合失調症の症状、ことに精神症状については従来多数の文献があり、短時間にその総説ないし批判を行うことは不可能であるが、現在の統合失調症の精神病理学の諸立場は概略次のごとく分類できると思われる。

(1) グルーレ（H. W. Gruhle）、ヤスパース（K. Jaspers）らの主張する症状の現象学的記述の立場。(2) クライスト（K. Kleist）らのごとく本病症状を大脳局所症状として捉えようとする立場。(3) (1)と同じく記述的立場に拠りながらも、諸症状を統一的に説明しうる基礎的心理学的症状を捉えようとするもの、ベルツェ（J. Berze）、シュナイダー（C. Schneider）ら。(4) 本病特有の人格変化を哲学的人間学的見地から規定し、他の症状をもこれから導出しようとするもの、E・ミンコフスキー（E. Minkowski）、

A・シュトルヒ（A. Storch）、E・シュトラウス（E. Strauss）ら。(5) 以上はいずれもだいたい記述的見地に立つものであるが、この立場は症状の理論的説明をも試みようとする。P・ジャネ（P. Janet）、フロイト（S. Freud）をはじめドイツのガウプ（R. Gaupp）、クレッチマー（E. Kretschmer）フランスのクロード（H. Claude）および英米の大半の学者の説は種々の意見の相違もあるが、本病症状を発達心理学的立場から人格の退行過程と考える点で共通している。

これらの立場にたいする批評はそれぞれ適当なところで述べることにし、以下まずわれわれの立場からの本病症状の現象的記述的観察の結果を述べ、次にその理論的考察に移ることにする。

2　統合失調症における症状の変遷

われわれはグルーレらの本病症状の記述の欠点は、(1) 個々の症状を孤立せるものとして観察しこれを病的心性全体との関連において捉えず、(2) 症状の完成され固定された形を横断的に記述するのみでその経過に注目しない点にあると考え、個々の症状をできるだけ病的人格全体との関連においてかつ症状の発生と変遷とを縦断的に経過を追って観察し、その結果本病の症状の変遷はだいたい三つの時期に分かちうるという結論に達した。

まず本症初期には症状そのものとしては通常の神経症と区別しがたい症状すなわち離人症、強迫観念、一行動、恐怖症、パラノイア様状態、さらに躁鬱病様ヒステリー様症状が見られるのは周知のこ

表1　統合失調症における症状の変遷

(1) 症状の変遷

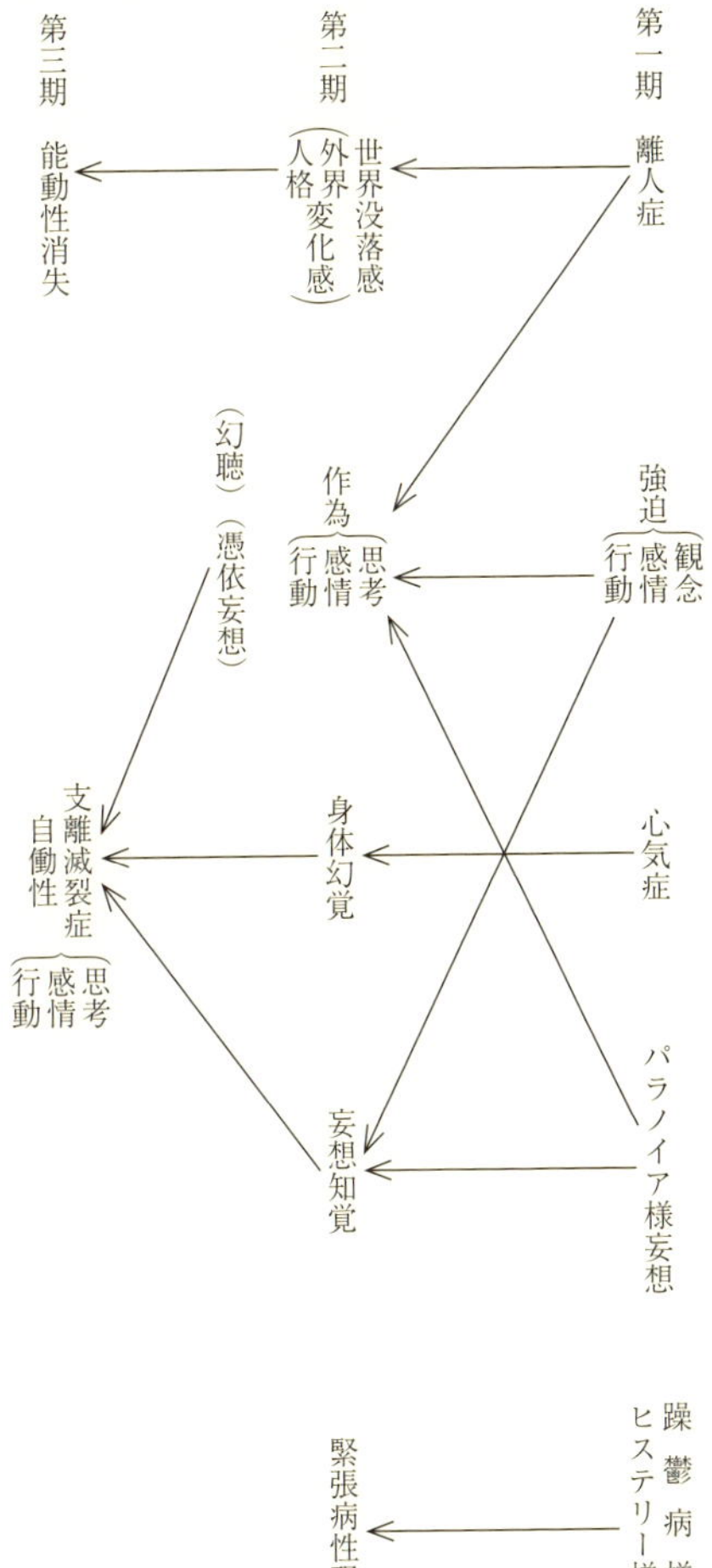

(2) 人格の変遷

第一期　神経症様人格変化

第二期　自我限界の不明瞭化、および自我の再編成

第三期　能動性消失、および人格統一性の消失

とである。この時期には病者の人格もだいたい外界との接触を曲がりなりにも保っているのであって、この時期を仮に神経症様時期と呼ぶことにする。

次は統合失調症に特有な主観的症状が現われる時期であって、(1)作為性症状すなわち作為思考ないし行動、作為性幻聴、影響感情〔被影響感〕、憑依妄想等、(2)妄想知覚性症状すなわち直観的予言的意味意識、原発性妄想〔一次妄想〕などの二つに区分できる。K・シュナイダー（K. Schneider）はこの二つを統合失調症の第一級の症状なりとし、クレランボー（G. de Clérambeault）の「心的自動症〔精神自動症〕」もこの二つの症状群を総括したものである。第一の症状は自我の一部が客観化されて外部の世界となること、第二の症状は外部の世界が自我によって主観的に変形されることであり、両者あいまって自我と外界との限界の不明瞭化、およびこれとともに病的主観的な自我が再編成される過程をなす。この時期においては自我と外界との関係はまったく変化し、自我は自身の病的な世界を持つにいたる。かつこの時期にはその心性は正常時とは異質的な構造、いわゆる原始的前論理的特徴を著明に示す。

最後に第三期においては自我の統一性はほとんど失われ、病者の体験の表現としての主観的症状ははなはだ不明瞭となり、これに代わって客観的にのみ観察しうる症状が現われる。これは(1)能動性の消失、自我の外界からの断絶。(2)自我の諸機能の解体すなわち思考領域では支離滅裂、感情意志の領域では両向性〔両価性〕、拒絶症、衝動的自動的行為などの二つに区分しうる。これらの症状はもちろん第二期にも見られるが、純粋な形で現われるのはこの時期においてである。この時期では人格の統一性はまったく失われた外界から完全に孤立する。統合失調症性障害がもっとも明瞭に出現するのはこの時期である。

かく考えれば統合失調症諸症状はつねに人格変化の過程と結びついて現われるものであって、けっして人格構造全体から離れて孤立的に存在するものではない。われわれはこの事実を言語的思考領域の症状についてくわしく観察した。すなわち強迫観念－作為思考、幻聴－独語、支離滅裂性思考の順序で現われる症状の変化は病者の人格変化の過程とよく対応しており、要するに言語的思考過程の人格からの解体現象が人格変化の進展とともに異なった形をとったものにすぎない。また第一期では強迫観念あるいは易感性関係妄想〔敏感関係妄想〕ないし憂鬱性妄想など了解可能な形で現われていたものが、第二期において思考過程が具象的、象徴的、前論理的となるとともに自己の心的内容の外界への投射としての妄想知覚あるいは作為性の影響妄想となり、これがついには支離滅裂性思考となるという過程も観察しうる。また統合失調症的身体幻覚が心気症的訴えの第二期的な具象化であることを証明しうることもしばしばある。また離人症は統合失調症的な能動性消失の自覚としての意味を持つものであり、この症状は急激な人格解体に際しては世界没落感（外界変化感、自我変化感）となり、また時には作為現象等に変化することもある。なお離人症は第一期症状の内でも特別の地位にあり、第一期と第二期との限界点にあるものと思われる。病勢の進行とともに強迫現象は消失し離人症のみが前景に現われ、ついで一時的に作為性の現象がみられて回復とともにふたたび強迫現象が著明となる、という経過が時に見られることがある。要するに作為現象、妄想知覚等はヤスパース、グルーレの言うごとき意味での原発性症状ではなく統合失調症的基礎症状すなわち能動性減退と人格解体なる二つの現象の病者の主観への反映、あるいはこれにたいする病者の反応と考えられるのである。なお、

(1) 上述の諸時期は多くは漸次的に移行するのであるが、しばしば急激にかつ段階的に変化することがある。この際第一期と第二期とはいわゆる世界没落感によって明確に限界づけられることが多い。(この人格構造の段階的変化の機構の理論については四節を参照されたい。)

(2) すべての統合失調症において上述の諸時期が認められるのではない。第一期の存在はしばしば見逃される。また第三期にまで進行せず第一期、第二期で病勢が停止することも多い。末期にいたるまで強迫症状のみを示すいわゆる制縛性統合失調症は第一期で病勢が停止したものであり、妄想型統合失調症の多くは末期においても第二期の状態に止まっている。

(3) しかし慢性の統合失調症では本来の人格解体過程とは別に、統合失調症的に変化せる人格にたいする時間的因子の影響により症状が全体として単調化、機械化するため、末期においてはその外観がはなはだしく常同的機械的となる。この現象は統合失調症的人格変化に伴う症状の変遷とは別個に考うべきである。

(4) 急性統合失調症の症状の経過も上述せるところと本質的には異ならないが、ただこの場合には病勢の進行が速かであるため第二期と第三期との区別が明瞭でないこと(たとえば憂鬱病性あるいは精神衰弱性症状が突然緊張病性興奮ないし恍惚状態に移行する場合)、および時間的因子による症状形態の単調化の傾向が少ないため、その外観が異なってくるのである。

(5) また上述の各時期間の移行は回復期においても認められる。

3 統合失調症症状の構成

以上においてわれわれは統合失調症の基礎症状は第三期においてもっとも明瞭に現われる能動性消失と人格解体とであり、第一期および第二期の主観的症状はこれにたいする病的人格の反応として理解できるのを見た。この点を詳細に論ずることは別の機会にゆずり、ここには下掲の表に二、三の注解を加えるに留める。

われわれは基礎症状に対する病者の反応を、A 基礎症状そのものにたいする病的人格の反応と、B 基礎症状によって露呈された性格に内在する要素による反応とに分類する。かつこれらの反応は人格構造の変化に伴い、それぞれ特有の形をとると考える。たとえば離人症は能動性減退にたいする第一期におけるAに属する反応であり、第二期においてはこれはしばしば被害妄想の形をとる。また作為現象などは人格解体の傾向にたいする第二期のAに属する反応である。

またBに属する反応は、(1) 一般的性格構造に内在する要素によるもの(両価性、原始性心性等)と、(2) 個人的な性格的、心因性葛藤によるものに区分される。この種の反応、ことに(2)に属する反応についてはフロイト、ブロイラー(E. Bleuler)の研究以来一般に認められている。

なお一見Aに属する反応と考えられる症状が他面においては性格的要素からも理解しうる場合が少

表2　症状の構成

心的緊張低下 → { 能動性消失 ＋ 人格構造の解体 } →

- A　基礎症状に対する病的人格の反応
  - a. 離人症、寂寥感、強迫観念
  - b. 作為現象、妄想知覚
  - c. 被害妄想
- B　基礎症状による性格内在要素の発現
  - { 1. 一般的性格構造（両向性、原始的心性）
  - 2. 心因性、性格的葛藤 }
  - a. 神経症的症状
  - b. 願望充足性妄想

なくない。たとえば病者の恋愛妄想は病的過程による現実との接触の消失の代償過程であるとともに、病者の病前からの無意識的願望の発現であるというごとくである。

以上のごとく本病症状は基礎症状にたいするA、B二つの面からの反応の表現であるが、第一期においては個人的病前性格の表現としての要素がより著明であり、第二期においてはむしろ一般的な人格反応の面の方がより著明になる傾向がある（小倉）。

4　統合失調症の基礎障害

われわれは統合失調症の基礎症状を能動性消失、現実との接触の消失と人格機能の解体との二方向において捉えた。次にこの人格変化の本質は何かという問題に移る。この問題の解決は単なる現象的観察によっては不可能であり、何らかの理論が必要となる。

これに関しベルツェの心的能動性減退説、ミンコフスキーの「現実との接触の消失」説は基礎症状の第一の方向をよく説明するが、これがいかにして人格機能の解体およびこれに伴う異質的な症状を発現させるかを充分説明していない。この点を説明するには、本病が人格構造の統一性の解体およびこれに伴う人間心性の発達史的前段階への退行（Regression）現象の出現をきたさせるという事実をある程度承認しなければならない。この二つの現象の連関をもっとも統一的に説明した理論の一例としてジャネのそれを挙げることができる。

彼は最初は精神衰弱（psychasthenie）すなわち主として第一期の症状を呈する統合失調症についてその基本現象を実在機能の喪失にありとし、この現象を心的緊張の低下という理論で説明した。心的緊張とは人格の統一的構成力であって、その原動力となるものは衝動力的な心理学的力である。緊張の低下はまず実在機能の喪失、主観的には空虚感すなわち離人症その他の強迫観念を起こさせ、さらに緊張が低下すれば人格はより低級かつ原始的な段階に陥り、精神病となる。すなわち心的緊張の低下とは人格構造の段階的な解体を説明するための動力学的概念である。

もちろん層的構造をなす人格の解体過程によって本病症状を説明せんとするのはフロイトのリビドの発達史の理論、チュービンゲン学派や英のマクドゥガル（W. Mcdugall）、米のA・マイヤー（A. Meyer）その他の考えとも共通する傾向であるが、ジャネの説はその実証的観察の深さと理論の明快さとにおいていちじるしい特色をもつ。

なお人格はK・レヴィン（K. Lewin）の意味での主体と環境とを含む場の緊張において成立するものであり、統合失調症的人格の解体過程もこの見地から規定されうる。しかしトポロジー心理学はまだ統合失調症症状をくわしく分析するだけの内容的な発展をとげていない。ゴルトシュタイン（K.

Goldstein）は大脳疾患者の症状を観察し、大脳損傷が一定度以上になり、病者の環境への適応が困難になると、病像が全体として変化し、障害された機能はより低級不完全な段階において再構成され、かくしてより制限された環境内においてふたたび安定を保たんとする傾向をもつことを述べた。われわれはこの観点を統合失調症者の症状の段階的変遷の事実に応用し、病者の心的エネルギーの低下が、病者の人格を第一期の段階に保つことが困難となる時、人格の全体的変化が生じ、より低級な第二期の段階においてふたたび環境との新しい適応が行われるのではないかと考えた。人格構造の段階的崩壊なる理論は以上のごとき環境との動力学的関係を導入することによってより具体的となるであろう。

さてこの心理学的力の減退ないし心的緊張の低下はいかにして現われるか。ジャネはこれを体質性にも外因性ないし心因性にもきたりうると考えているが、究極的にはもちろん大脳内の生理学的過程と結びついたものと考えられねばならない。この問題について論じたベルツェ、ジャネ、キュッパース（Küppers）らはいずれも大脳内の心的機能を維持する原動力として心的エネルギーなる概念に到達している。したがって大脳における統合失調症障害部位は局在論的には人格統制力としての心的エネルギーの源泉と考えられる間脳、脳幹部位あるいは前頭葉に想定されることが多い。しかしこれらの部位の局所症状と統合失調症症状とは必ずしも同じではなく、本病の本質はむしろ大脳全体の動力学的な障害に存するのかもしれない。最近の生化学的研究はこの点をより明らかに規定するにいたるものと期待される。

5　統合失調症の病型および統合失調性性格

上述の見地からは統合失調症の症状および経過は心的緊張とこれを維持する原動力としての心理学的あるいは心的エネルギーとの均衡の変化の表現と考えられる。まず病的過程によって心理学的力がしだいに減少し、これに伴って心的緊張も漸次に低下し、人格解体が緩徐に進行する時は破瓜病性の慢性進行性の経過となる。これに反し心理学的力の減少にもかかわらず、これに相当して心的緊張が変化せず、ある一点で急激に低下すると（したがって人格解体が急激に起こると）、逆に心理学的力が相対的に過剰となり、精神運動的興奮、植物性身体症状等が現われ（ジャネの派生現象 dérivation psychologique）、次に両者がより低い段階、たとえば昏迷状態において均衡に達する。これが緊張病の経過である。妄想型は心的緊張の低下すなわち人格解体の程度が比較的軽度であって病的人格の反応としての症状が前景に立つ病型と考えられる。

なおジャネは心的緊張の病的変化の形態として、(1)進行性の低下、(2)周期的動揺、(3)爆発すなわち発作性の急性低下の三つを区別しているが、これはそれぞれ破瓜病、躁鬱病ないし変質性精神病、癲癇性精神病に相当すると思われる。（ジャネによれば癲癇性痙攣は人格のもっとも低い段階にほかならない。）要するにこの見地からすれば、少なくともすべての内因性精神病は人格構造の一時的あるいは持続的解体であり、少なくとも症状面においては本質的な差異はないことになる。（この問題について

表3　病的過程と病像との関係

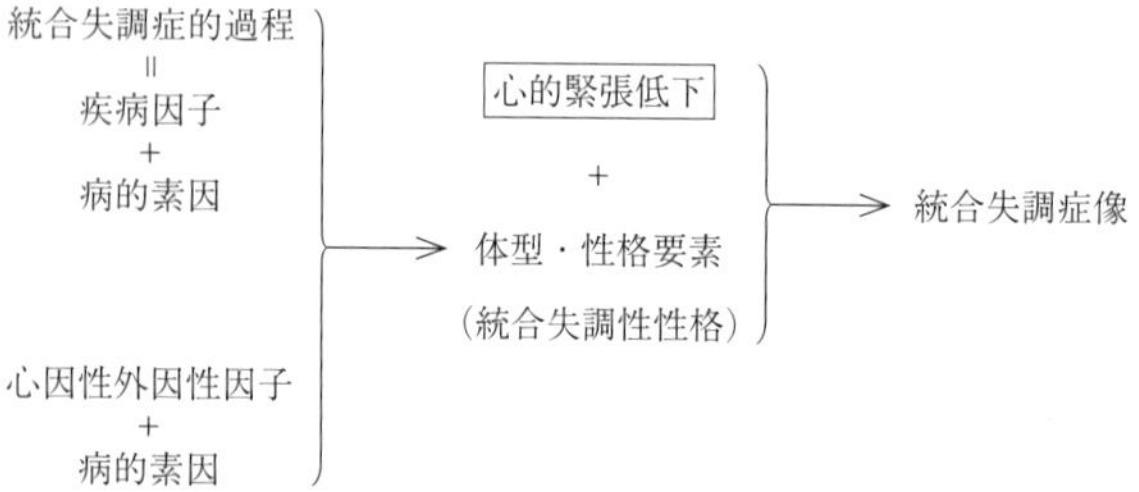

は後でも述べる。）したがって統合失調症およびその多様な病型を実際に決定するものとして具体的には種々の要因が存在する。その要因としては、(1) 心的緊張ないしその原動力となるべき心的エネルギーの病的変化をきたすべき病的過程の特殊性、(2) 一般的な心的エネルギー低下性因子に反応する身体的ことに大脳的病的素因の相違、(3) その他体型性格年齢などの個人的制約があげられる。

　このうち、前二者は症状論的に直接には把握しえない領域であるから、ここには第三の要因、そのなかでも性格と疾病経過との関係について一言するにとどめる。一般に病者が病的過程に抵抗を示さない場合には、これにたいする病的人格の反応も著明でなく破瓜病性経過を示すに反し、病者が病的過程に抵抗を示し、人格統一を維持せんとする場合は発病は急激であり、しばしば何らかの外因性誘因が認められ、また病者の病的人格の反応としての症状が著明になる傾きがある（小倉）。また病者が若いほど、統合失調症像が深刻となるという一般に認められた事実も、青少年ではその性格構造がより不安定なためであると思われる（表3）。

　次にいわゆる統合失調性性格の問題については種々の説があるが、その特徴は心理学的には結局内閉性傾向［自閉傾向］（Bleuler）と性格葛藤が著明でかつ無力性反応に傾きやすい傾向（E. Kahn）とにある。この二つの傾向はわれわれが基礎症状と考えた能動性消失と人格機能の解体とを萌芽の形で示すものであり、初期のあるいは軽度の統合失調症との鑑別は時に困難となりうる。病因論的には本性格者は少なくともその一部は統合失調症的素因の所有者でありうるが、心理学的に見ても本性格と統合失調症との関係は相当密接であると思われる。第一に本性格者は上述せる意味で統合失調症的過程に抵抗の弱い人々であり、第二にこの性格に内在する矛盾葛藤は病的過程が存在しなくても何らかの心的緊張低下性誘因によってただちに統合失調症的症状を起こしうるのではないかと考えられる。この統合失調症性反応の問題については次に述べる。

6　統合失調症の限界に関する問題

次に従来の精神病学における大きな問題の一つであるところの統合失調症の限界に関する問題について述べたい。統合失調症と第一に病的心的反応と、第二に外因性の症候性精神病と、第三に内因性精神病なる躁鬱病および癲癇との間の限界について種々議論の存することは周知の事実である。

A　病的心的反応との限界について。一般に病的心的反応（パラノイア、強迫神経症、心因性精神病様状態）は主として精神病質的人格の持ち主において心因性原因により生ずるものであり、統合失調症的過程によって発現する統合失調症とはまったくその本質を異にするものと考えられているが、実際には両者の鑑別ははなはだ困難なことがある。

この問題を明らかにする前提としてまず、いわゆるPsychogenese［心因］なる概念をより明確にすることを試みたい。心因性発生とは第一に生来性の性格構造の矛盾葛藤による症状の発現、第二に環境よりの心的衝撃による症状の発現とを含む。ことに後者のうち、過去の心的衝撃がしばしば無意識的な心的複合体を形成し、これと自我との軋轢による動力学的作用が症状形成の原因となりうることはフロイト学派の指摘したところである。しかし、そのほかに心的衝撃による心的疲労、煩悶などがより一般的な心的緊張低下をきたさせうることに注意すべきである。心的複合体［コンプレックス］による症状は多くの場合、この心的緊張低下を背景として発現する（たとえば心因性朦朧状態）。

さてわれわれは以前パラノイアと統合失調症との限界問題について論じ、妄想知覚なる症状は統合失調症的人格解体がある程度進んで初めて特徴的に現われる症状であって、その初期には妄想知覚性妄想と了解可能な人格反応性妄想との区別はけっして容易でないことを実際の症例について述べた。かつ、これらの限界領域にある症例を説明するためには、これらの症例においては性格葛藤の表現としての心的反応の要素と統合失調症的な心的緊張低下の要素とが、種々の割合において合併していることを認むべきであると考えた。すなわちパラノイアおよびこれに近い症例では性格的葛藤の要素が著明で、統合失調症的な心的緊張の低下は少なく、したがって了解可能な症状が前景に現われる。これと対照的なのは人格反応的症状は少なく純粋に緊張低下性症状のみ現われる破瓜病型である。強迫神経症と統合失調症との関係についても同様のことがいえる（表4）。

表4　統合失調症と心因性、外因性疾患との関係

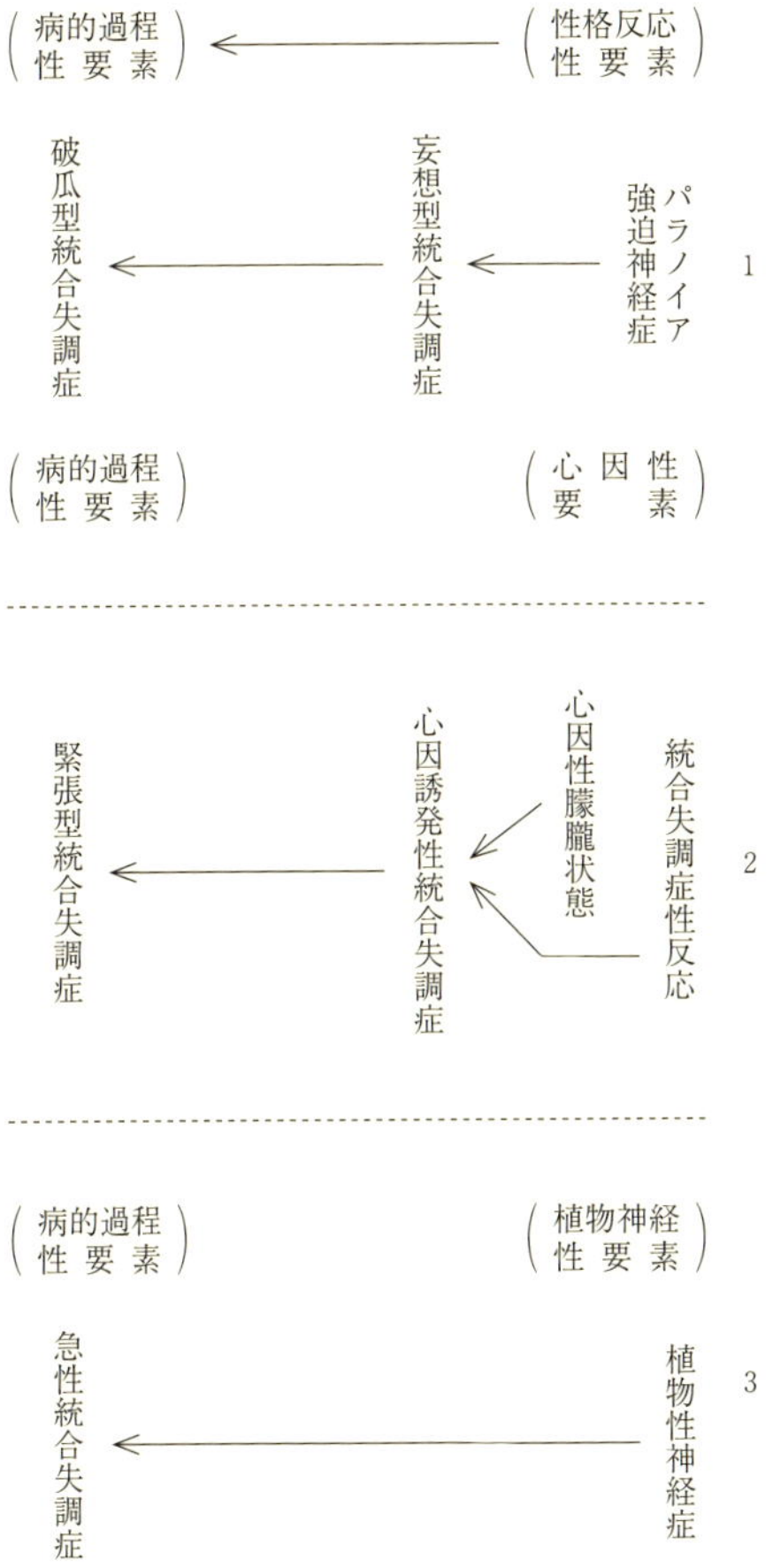

次に統合失調症性反応にたいするわれわれの立場について述べる。さきにわれわれは祈禱性精神病について人格変換のみをなす症例と幻聴、憑依妄想などをきたす症状とのあいだには種々の移行型のあるべきことを述べたが、最近荻野は一般に心因性朦朧状態と心因性に誘発され一過性に経過する急性統合失調症とは作為体験の有無、意識混濁の存否、経過の長短、演劇的色彩の有無などの点で種々の移行型があることを認めた。すなわち心因性朦朧状態と心因誘発性の急性統合失調症とのあいだには症状学的には明瞭な限界はないのである。ただしこの場合はパラノイアと異なり病像に了解不能な人格解体の表現と考うべき症状すなわち、われわれの意味での第二期、第三期の症状が現われるが、これは症状が心因性の一般的緊張低下を背景として形成されるからである。われわれは最近ヒステリー性多重人格の一例において心因性誘因により心的緊張低下の度が進むにしたがい、躁病様状態、緊張病様状態、幻覚性朦朧状態、ヒステリー性痙攣等が一過性かつ順次に現われるのを見た。しかしこのように症状の発生機構が主として心因性緊張低下によることが明瞭に証明される例は比較的少なく実際の臨床においてはパラノイア様疾患の場合と同じく心因性要素と病的過程的要素とが種々の割合で合併している症例が大多数を占めるであろう。

したがって統合失調症性反応の形成は多くの場合はより身体的な病的素因によって規定されるが、性格反応としての面も多分にあり、その病像は性格とある関係を持つものと思われる。荻野の調査した朦朧状態、夢幻様状態、緊張病様状態などを主とする統合失調症性反応においては、病者の病前性格には共通して過敏性、神経質、脆弱性などクレッチマーの統合失調性性格の精神感覚的比例の過敏性の極に近い特徴が著明に認められ、その一部分においてヒステリー性性格の色彩がやや顕著であった。ことに著明なのは若年の女子に多いことで、これに反してわれわれの収集した易感性関係妄想様の病像は三十歳前後の男子に多い傾向がある。なおこの種の疾患群と対照的なのは人格反応の要素の少ない緊張病型であろう。

B　外因性要因によるいわゆる症候性統合失調症と本来の統合失調症との限界についても種々論ぜられている。ここには間脳症 Diencephalose（Bychowsky）、あるいは一般性植物神経症（Rosenfeld）と呼ばれる機能的な植物神経性障害を呈する疾患と統合失調症との関係について述べてみたい。

急性に発病する緊張病性増悪時において、しばしばいちじるしい植物神経性症状が発現することは周知の事実であるが、これをもって統合失調症的障害の本質を中枢性植物神経性のものであると断言することはできない。一般に急性の感情的動揺は多かれ少なかれ植物神経性の症状を伴うものであり、ジャネはこれをいわゆる派生現象として説明している。しかし統合失調症の一部においては脈拍増加、心悸亢進、血圧上昇、発汗、四肢の血管運動性障害など、さらに多飲、多食、多尿、強度の睡眠障害などの症状がいちじるしく前景にでているものがあり、これと間脳症と呼ばれる一群の疾患との区別は必ずしも容易ではない。間脳症とはラトナー（Ratner）の用いた意味では間脳付近の脳腫瘍、流行性脳炎後遺症その他の器質的疾患に際し間脳性症状を示すものをも含むのであるが、ここではこの名称をビショウスキー（G. Bychowsky）とともに器質的原因の不明なしたがって機能性のものと思われる症例に限り用いたい。これらの症例では多くの場合著明な精神症状をもきたすのであって、加藤はこの種の症例を二十数例収集した。その精神症状には躁鬱病様の感情の動揺を主とするもの、癲癇ないしナルコレプシー様の一過性意識混濁を示すもの、統合失調症様の症状を呈するものなどの区別があるが、ここに問題になるのは第三のものである。これらの症例に共通なことはいずれもその経過が周期性ないし一過性なること、意識混濁の傾向があること、および心因性外因性動機によって誘発されやすいことなどである。したがって統合失調症との鑑別において問題になるのは主として急性統合失調症、ことに意識混濁の著明な病型である。そして植物神経性障害がことにいちじるしく見られるのはこの種の病像においてである。この場合にも、限界領域における疾患群は、心因性反応の場合と同じく、植物神経性異常による心的緊張低下と統合失調症的過程による心的緊張低下とが緊密なる関係において並存していると考える方が適当であると思われる。

C　最後に躁鬱病および癲癇との限界問題について一言する。いわゆる変質性精神病ないし非定型統合失調症（満田）と呼ばれる疾患群の病像は躁鬱病に緊張病性あるいは幻覚妄想性症状が合併せるものとして理解しうることがあるのは周知の事実である。われわれはこの種の症例のうちに初期および回復期には憂鬱病様症状が純粋に現われ、その症状が増悪すると急激に躁病様ないし緊張病興奮が出現するという経過をとるものがしばしばあることを観察した。かくのごとき症例から考えれば、狭義の躁鬱病とは心的緊張の低下が主として感情の動揺として現われ、人格構造の解体による症状（すなわちわれわれの第二期、第三期の症状）にまでは発展しない非定型統合失調症の一病型にすぎないともいえよう。もちろんわれわれは躁鬱病なる独立の病像の存在を否定するものではないが、症状学的には躁鬱病的病状は統合失調症の前段階と考えてもよい場合があると思われる。

次に急性統合失調症における心的緊張の動揺が発作性の急激なる経過をとるにいたれば癲癇の朦朧状態に近い病像となる。事実満田博士は非定型統合失調症と癲癇の一病群とが遺伝的に親近な関係にあるのを認め、統合失調症と対立するものとして躁鬱病とともに癲癇をも考えているのは注目すべきである。

なお、統合失調症なる疾患群がその症状経過などより二つの群に分かたれうるということは従来二、三の人々によって指摘されたが、満田博士は詳細な遺伝臨床的調査にもとづき統合失調症を中核群と非定型群に分類した。すなわち前者は多くは認むべき誘因なくして発病し経過は進行性で予後不良であり、後者は外因性心因性誘因が著明であり、その経過は周期性ないし一過性であり、少なくとも高度の痴呆には陥らない。氏はこの事実を遺伝学的見地から異種因子性によると考えたが、ガウプ学派は後者の病像を躁鬱病性要素の混合なる概念によって説明せんとしていることは周知のことである。この事実は症状学的立場からはいかに考うべきであろうか。中核群とは大体表4の中央より下部に位する疾患群であり非定型群とは中央より上部に位する疾患群であると思われる。かつ前者の統合失調症的過程は心的緊張を低下させる度が強く、したがってなんらの誘因なくとも発病しその病像は単調でありその予後も不良なるに反し、後者の病的過程は心的緊張を低下させる度が弱く、したがってしばしば心因性外因性の誘因によって発病し、その症状は複雑で人格反応的要素が多く、その経過も一過性、周期性なるか、少なくとも強度の人格欠損をきたさないのであろうと思われる。

しかし統合失調症の病像の相違はかくのごとき病的過程そのものの相違にもとづくとともに病者の体質、体型、性格などの要素によっても規定されることはもちろんである。そのうち性格要素の病像形成にたいする役割については上述したが、さらにわれわれは個々の病像を構成する諸要素、すなわち体質、体型、性格、年齢、性別、環境などの役割を知るために、一方では類似せる病像経過を呈する病者を、他方では同胞精神病者を多数収集しこれをわれわれの立場から詳細に分析しつつある。この分析ははなはだ困難であるが、個々の統合失調症像の症状学はこれらの諸要素と病的過程との複雑なる動力学的関連を解明することによってのみ可能となるものと思う。

幻聴に関する精神病理学的研究

1

幻覚の問題は精神病学において最も重要なる位置を占めるものの一つであり、したがってこれに関する諸家の議論もきわめて多い。しかも幻覚についてのわれわれの知識は現在なおはなはだ曖昧かつ不確実であり、成書の記載も著者の観点の相違なるに従い多岐多様を極めている。そのよって来たる所以の主なるものは、幻覚なる名称の下に一括される精神症状は定義するにすこぶる困難な多くの心理的事実を含んでいるにもかかわらず、これを単純に同一性質の現象として取り扱おうとすることに存すると思う。すなわち、実際の臨床的観察に際しては、健康者が知覚しえないと考えられる状態において病者が何ものかを知覚すると訴える場合はすべて幻覚と呼ばれ、エスキロール（J-E. Esquirol）に始まる「幻覚は対象なき知覚である」という定義は現在でもそのまま採用されている。加うるにまたこの「対象なき知覚」の成因を一個の生理的過程、すなわち神経系統における感覚中枢の障害に求めんとする仮定がヒッツィヒ（E. Hitzig）、ムンク（H. Munk）らの大脳皮質の生理学的実験によって支持され、一般に、精神病学者もある程度までこれを認めるに至って、幻覚を単一なる限定された生理的、身体的症状として説明せんとする傾向はいよいよ助長された。

しかし、かくのごとき単純なる考え方が幻覚の十分なる説明を与ええないことは明らかであって、幻覚の研究はまずより精密なる心理学的方法で観察分類することから始めなければならぬ。ヤスパース（K. Jaspers）の幻覚の現象学的分析のごときはこの方面の古典的業績である。またP・シュレーダー（P. Schröder）は幻覚を病者の精神状態の全体との関連において観察することを主張し、これをその地盤となる精神症状群によって数個の群に分類した。

われわれも、少なくとも次の二種の幻覚症状群を臨床的に区別することができると思う。すなわち第一は譫妄状態における幻覚であって、多くは指南力の障害を伴い、主に活発な幻視が現われ、周囲の状況は誤って把握され、全体の様子はまったく夢幻様を呈する。

第二には多く意識清明なる患者に来たり、幻聴、とくに言語性の幻聴を主とし、病者は命令し、叱責し、悪口をいう等の声が聞こえると訴え、さらに物理的影響妄想等を合併するものである。

このほかにも妄想型統合失調症者にしばしば来たる身体感覚の幻覚、あるいは陳旧なる統合失調症者における、ほとんど知覚的性質を有せず、妄想的表象と区別しがたき幻覚等種々分類しうるであろうが、上述の二つの幻覚症状群は臨床上遭遇すること多く、また画然たる心理的特徴を有する点において特に注目に値するものである。以下著者は第二の言語的幻聴を主とする症状群について臨床的分析を施し、さらにその心理学的特質を論じ、もって現在ほとんど未開拓のままに残されているこの種の幻聴の成因につき、いささか考察を試みたいと思う。

2

ウェルニッケ（C. Wernicke）は急性幻覚症（akute Hallucinose）なる名称の下にきわめて特有なる症状群を呈する急性精神病を記載した。彼はその特徴として「意識清明なる患者において、突然強き不安とともに言語性幻聴が現われ、同時に物理的影響妄想あるいは特定の人物に対する追跡妄想をきたし、時に視覚および身体感覚の幻覚を伴うものである。原因は、多くは中毒性特に中酒性［アルコール中毒性］であるが、それ以外の場合にも来たり、また慢性精神病の初期症状としても現われる」と言った。その後 Hallucinose［幻覚症］なる術語は多くの学者によって、種々の異なる意味に使用され、現在ではウェルニッケ系統の学派以外では彼の規定せるままの概念においては用いないが、中酒性急性幻覚症なる名称は今なお一般に使用されている。またウェルニッケの系統を引く学者中クライスト（K. Kleist）は幻覚症を一個の独立した疾病とし、シュレーダーは本症状群を譫妄性、緊張病性等の諸症状群と臨床上同等の位置におくことを主張し、またボンヘッファー（K. Bonhoeffer）のいわゆる外因性反応形式中の一なる幻覚性反応形式とは主として本症状群を指すものである。

またウェルニッケのすでに指摘せるごとく、本症状群はしばしば慢性精神病（すなわち現在の統合失調症）の初期症状として来たるものであり、われわれは今日言語性幻聴の存在を統合失調症の診断の有力なる手がかりとすることがあるのは周知の事実である。しかし統合失調症の本態のいまだ明瞭でない今日、本症状群と統合失調症との関係については学者間に多くの異論がある。したがって中酒性急性幻覚症と統合失調症との関係について、またいわゆる統合失調症性反応についてしばしば複雑なる議論が行われたわけであるが、この問題についてはしばらくおき、本論文では著者の経験した多数の症例にもとづき、まずその症状学的研究を試みようと思う。

本症状群における幻聴の特徴をなすものはシュレーダーがこれを言語性幻覚症と呼んでいるように、それがつねに言語の形式で現われることであるが、著者の経験例も一般に大部分の幻聴は言語の形式で現われ、単なる音響または歌、音楽等として聞こえる場合はきわめて稀である。加うるに後者はほとんどつねに譫妄状態、あるいは少なくとも意識混濁状態において現われるものであって、然らざる場合は多く情緒性不安に伴う錯聴と解すべきである。また、言語の形式で現われる幻聴の中でも本症状群に属しないものももちろん多く、これを区別することは時としてはなはだ困難であるが、ここでは単にわれわれの取り扱う幻聴ではつねに他人が病者を叱責、嘲笑し、あるいは時として称賛する声が聞こえること、すなわち幻聴の内容はつねに外界からの病者に対する批評であるという点に注意するに止める。この問題については後でさらに詳述することにし、まずこの種の幻聴が真の意味の感覚性を有するや否やというしばしば論ぜられた問題について考えよう。

症例1　○本○よ　二十七歳　統合失調症。

遺伝的関係および既往症に特筆すべきことなし。既婚、流産一回。

現病歴　昭和九年四月の頃から隣人が自分の悪口を言うと言い、九月頃から自分のことが新聞に出ているなどと言う。九月十五日○倉病院に入院。同十月二十日に退院、当時やや軽快の状態にあったが最近再び増悪した。

昭和九年十一月二十四日、本院外来にて診察、当時、礼容整い、多少表情乏しく落ち着きなき態度にて応対す。「……忙しく働いている時は聞こえませんがぼんやり座っていると聞えます。お腹の子が片輪だとか、怠けているとか言います」。（誰の声か判るか）「いいえ近頃ははっきりしません、前には隣の人だと思いましたが、低い声でよく判りません」。（貴方の想像ではないか）「それとは違います。しかし本当の声かどうか判りません、頭の中で低い声で言ってるように思います……。○倉にいた頃はもっとはっきり、耳を閉じていても聞こえてきて困りました。この頃ではぼんやりした時か、夜中に目を開いた時にしか聞こえません」。（私の言う言葉と同じように耳に響くか）「同じではありません。しかし耳の辺へ浮んで来ます。はっきりは聞こえませんが、考えが浮かんできます……」

同年十二月十九日外来診察、前回よりも活発なる様子なり。（やはり聞こえるか）「いいえもう少しも聞こえません。時々考えが頭に浮かんでくることはありますが」。（以前のも考えだけと違うか）「○倉にいた時は確かに聞こえたと思いましたが、あの頃は心配事が多くて頭が悪かったようです。夢のような気持ちでした……」

すなわち、この患者の場合最初幻聴として訴えられたものも、さらに詳細に追究すれば、次第にその感覚的性質を失い、病者の単なる言語的表象が比喩的に「声が聞こえる」として表現されるのではないかと思われるようになる。少なくとも幻聴として与えられる声は、日常病者が聞く声とはまったく異なった性質のものであることを病者自身明言している。ことに本例においては発病当時は明瞭なる感覚的性質を有していたものが、病勢の軽快するとともに次第に単に「耳の辺へ浮かんでくる」ところの言語的表象となっていくことが見られる。

以上のごとき事実は臨床上注意すればしばしば発見し得ることであり、時には病者自身それが感覚的な声でないことを明白に自覚し、その声でもなく単なる言語的表象でもない特異の心的現象として自発的に叙述することがある。セグラ（L.J-E. Séglas）のすでに述べたるごとく、「声を聞く」という訴えは一部は病者自身の比喩的説明であり、他は質問者の暗示的な問いによるとも考えられる。

さらに上述の事実に関連して、その声が明瞭なる「外界への定位」を有しないということがこの種の幻聴の特徴として挙げられる。病者は「どこから声が聞こえてくるか」という問いに対してははなはだ答えるに苦しむ。ある時は天井裏、ある時は床下で聞こえ、時としては本人の頭部や発声器官や腹部から聞こえると訴える。さらに時としては発声器官の運動、あるいは運動の幻覚を伴う場合もある。

さらに周囲の律動的なる音響が幻聴を誘発する場合もしばしば見られることである。

症例2　○田○○雄　二十三歳　昭和十年六月外来診察。
遺伝歴　特記すべきことなし。
既往歴　昨年夏約一カ月現在と同様のことがあったという。
現病歴　先月より学校に行かず、理由を問えば気にくわぬ者があるからというのみにして他言を容れず、家に閉じ籠る。

「……時計の音が声になって聞こえます。私をせめる声がします」。（時計の音が声になって聞えるのか）「いいえ音と別に人が何か言うのが聞こえます。柱時計の音が聞こえないところへ行くと声も止むのです」

その他「スチームの音が声になって聞こえてきます」あるいは「草履のバタバタいう音が自分の悪口を言ってるように思える」等という訴えはむしろ譫妄状態の患者に特有なものであるが、明らかな言語性幻覚症者においても必ずしも稀な現象ではない。

さて、かくのごとくこの種の幻聴は第一に真の感覚性を証明することは困難であり、第二に外界への定位を欠き、本人の心的状態によってははなはだしく左右されるとすれば、これは真の幻覚でなく、むしろいわゆる仮性幻覚［偽幻覚］に属すべきものではあるまいかという問題が起こる。

ここで多少岐路に入る嫌いがあるが、幻覚と仮性幻覚との区別に関する先覚の議論についていささか考察を加えよう。仮性幻覚なる名称は主として視覚領域におけるものであって、カンディンスキー

（V. K. Kandinsky）が一九〇八年、実在感を伴わず、外界への定位を有しないが、明瞭なる具体性を有する心的現象を報告したのに始まる。ただし、病的心理学においては仮性幻覚は真の幻覚のごとく確然たる感覚的性質を有しない表象と知覚との中間的、過渡的心的現象の総括であって、その真の幻覚との区別の規準は諸学者の間に決して一定しているとは言えない。

たとえばシュテリング（G. E. Störring）は幻覚は実在空間に定位されるが仮性幻覚は表象空間に現われると言い、ゴルトシュタイン（K. Goldstein）、リュルフ（Rülf）らは実在判断（Realitätsurteil）すなわち実在性の有無をその基準としている。ヤスパースがこの説に反対して、体覚性（Leibhaftigkeit）の有無をその基準とすることを提唱し、「体覚性なる概念は感覚的体験の事実の区別であり、実在判断の有無はこの事実に対する判断の区別である」と論じたのは有名であるが、その後の学者は体覚性なる現象学的規準が決してヤスパースの主張するごとく確然たるものでないことを論じている。ことにグルーレ（H. W. Gruhle）の用いた体覚性の程度（Leibhaftigkeitsgrad）なる語のごときは体覚性も一義的なものではなく、そこに多くの中間段階のあることを自ら示しているものと言うべきである。

われわれの論じた幻聴の場合においてもその体覚性の程度はさまざまであり、そのすべてが仮性幻覚的な言語的表象の比喩的表現として解決されうるとは考えないが、少なくともその心理学的性質はきわめて不安定であり、単に生理学的意味での感覚性の有無の問題として片づけることは不可能であると思われる。

次はインシュリンショック療法の経過中において幻聴の心理学的性質の変化を明らかに追究しえた例を示す。

症例3　○屋○子　三十四歳　統合失調症。

既往歴　六年前結婚、二回妊娠、産褥時二回とも幻嗅および幻聴を伴う一時性の産褥性精神病をきたしたがいずれも二週間以内にて全治した。

現病歴　昭和十二年五月産後ふたたび精神変調をきたし、「共産党に入れ」という意味のラジオを隣人が放送すると言い、大阪から京都の実家に帰ったが、依然ラジオが聞こえ、かつその声は四、五人の隣人のものであり、明らかにそれを区別することができた。同時に隣人が自己および良人を陥れようとしているという被害妄想を抱くに至り、同年十一月本院に入院し、翌年一月インシュリン療法を開始、四月軽快退院した。

十月二十五日。本院外来における診察、姿態硬固にして、顔面表情ほとんどなく、談話の調子単調なるも応答は明瞭である。

（ラジオでどんなことを言うか）「短い言葉で「赤に入れ」とか私を攻撃するようなことを言います。詳しいことは申し上げられません」。（誰の声か判るか）「ハイ、京都の家へ来てからも、近所の知り合いの方四、五人の声ですからよく判ります。なぜ私を陥れようとされるのか判りません」。（ラジオの声と家の人の話す声とは同じか）「ええ同じです。その声を聞くと話している人の顔も思い出すことができます……」

二月二十日。病舎にての問診「近頃は聞こえません。とても低い声で何か言うようですが、誰の声か判りません。夜になると聞こえることが少しはっきりしますが……、やはり隣の人がラジオをかけているのだと思います。不思議だと思いますが、それより考えられません」

三月十一日。いちじるしく能動性を増し、幻聴はまったく消失したというも被害妄想はいまだ残存している。

「今では自分の想像の産物だったのかと思うこともありますが、あまりはっきり聞こえた記憶が今でも残っているので、もう一度京都の家に帰って見ないとそれを信じられません。その頃は私の知っている四、五人の人のその人特有の声の調子をはっきり区別することができました……」

すなわち本例においては特に療法による精神状態の全体的なる変化が幻覚の心理学的性質の変化と相伴うことが明らかに認められる。かつ発病当時はその体覚性の程度もいちじるしく強く、まったく真の意味の幻聴であったことを否定できない。

すなわちマイアー－グロース（W. Mayer-Gross）の言うがごとく、この種の幻聴の感覚性をまったく否定することはやや穏当を欠くと思われる。しかし、このことはただちに幻聴の生理的な説明を要求するものではない。最近K・シュナイダー（K. Schneider）は精細に幻覚現象の現象学的分析を行い、病的なる幻覚は健全なる知覚または表象とはまったく異なる種々の心理学的様態を有することを論じ、この知覚にもあらず表象にもあらざる特異の心理状態の発生には、認識機能の非感覚的要素が重大な役割をなすことを認めた。たとえば病者の意識状態の変様がただちに知覚または表象の心理学的様相のいちじるしき変化をきたさしめることは、半睡半醒状態において表象が著しく具体性を増加し知覚と近似した様相を呈するに至るという知られたる事実に見るも明らかである。かくして一般に、幻覚の様相は幻覚者をその精神的全体との関連において観察する場合にのみ真に理解されうるのである。われわれもこの種の幻聴の感覚性を否定しようとするものではないが、以下に論ぜんとするごとく、その特質はこれを病者の全体的なる精神障害の一つの表現として見る時初めて解明されると信ずる。

3

さて言語性幻覚症症状群を呈する病者の訴えを詳細に検する時は、彼が単に狭義の幻聴を訴うるのみならず他に多くの副次的なる心的症状をも示すものであることを発見する。まず有声考慮［考想化声］が幻聴とともに、あるいは孤立的にきわめてしばしば現われる。

症例4　○山○○子　十八歳　統合失調症。

家族歴　母の祖父の弟が精神病であった。

既往歴　元来神経質、無口であるが勝気であり、学業成績も小学校では優等であったが、女学校では中位である。十二、三歳頃肺尖カタルを病む。

現病歴　昭和十二年卒業間際に交友関係のことで教師に叱責され、それ以来学校に行くのを好まず、友人が自分の悪口を言うとて一室に閉居し、裁縫等をも仕上げないで放置するようになった。

昭和十二年六月十八日。本院外来にて診察、顔面表情に乏しく仮面状を呈し、語調は単調かつ寡言である。

「私が庭の松の木を見ていると「松の木」という声が浮かんできます。私が何か見ているとそのことを言います」。（誰が言うのか）「それは判りません。画を描いているとそのことを言います。「きれいに描けておる」等と言われます」。（自分でそう思うのではないか）「……はっきり判りません。自分の考えていることが皆浮かんできます」。（聞こえるのではないね）「サア……聞こえるような気がします。お友達がいろいろの話をしてくれるのが聞こえることがあります」。（悪口を言っているのではないか）「そんなことはありません。前にあったこと等を言うのです……」

この場合には、単に自分の思考内容が不随意的に病者の思考過程の内に浮かび上がるに過ぎないのか、それともそれが声として外部から与えられているのか、病者自身もそれを判然と意識しているのではない。すなわちウェルニッケの自動観念［自生観念］（autochtone Idee）と本来の有声考慮との過渡的段階にあるものと考えられる。そして多くの場合、問診を続ける時はかくのごとき過渡的中間的なる症状が意外に多数であることを発見することができる。また有声考慮と本来の幻聴との間にも同様の事実がある。すなわち外から聞こえてくる声と、自己の思考内容が同一であるという自覚が、時としてははなはだ曖昧である。「いろいろの考えが浮かんできて邪魔になって困ります。そのため仕事がはかどりません」というごとき訴えが、次第に「自分の始めようとする事柄が声になって聞こえてきます」という風に変化し、ついに「誰かが自分のすることをいちいち批評します」「隣の人が悪口を言います」等という訴えになる。かつその間に多くの過渡的な症状形式が存在し、同一の患者においてこの変化を明らかに追跡しうる場合さえある。

この場合、幻聴の内容と自己の思考内容の同一に関する自覚が明瞭なる場合が有声考慮であり、その自覚が存在しない場合、本来の意味の幻聴となるのではないかと考えることができる。すなわち病者はつねに自己の言語的思考内容を幻聴として聞くのである。ただこれを自己の思考と考えず、外界から与えられたかのごとき感じを抱くに過ぎないのではあるまいか。

また次の例に見るごとく「いやな考えが浮かんでくる」、あるいは「誰かが不愉快なことを考えさせる」という訴えが生ずることがある。

症例5　〇本〇子　昭和十一年九月九日、本院精神科病舎入院。

「いやらしいことが思い出せてきます。どんなことかそれは言えません。隣の人が……外へ出られるとちょっと楽ですが……。あの人が傍にいると嫌なことを考えさせられて苦しくて仕方がありません。あの人が嫌なことを私の頭へ入れるのです」

この場合には、自己の思考内容は感覚的な声にはならないが、すでに自己の思考であるという感じが消失していると考えられる。

以上の考えをある程度まで裏書きする事実として、本症者にしばしば見られる発声器官の運動と幻聴との関係について興味ある観察を挙げることができる。前述せるごとく幻聴を訴える患者において、時に口唇の微かな「つぶやく」ごとき運動を見ることがある。のみならず口を堅く閉じ、または呼吸運動を停止せしめると幻聴が止むと述べる患者があることはすでに古くバイヤルジェ（J-G-F. Baillarger）が記載しているが、われわれも同様の事実を時に経験したことがある。すなわち病者は自己の思考を無意識的にではあるが、言語として発音している。意志的な発声器官の停止によって、思考の進行が止められるとともに幻聴もまた一時的に消失するのである。セグラが内的言語過多症［内言語過剰］（Hyperendophasie）と呼んだのは病者に見られるこの内的言語の活発性である。もちろん多くの場合、幻聴として現われる思想は完全なる言語化の過程を経ていない。幻聴内容が多く断片的で完全な文章をなしていないのはこの理由によるものであろう。

さて以上の症状が一歩進めば「ラジオで指図される」「いろいろのことを命令されるので、その通りにしないではいられない」等という症状にまで進行する。

症例6　○橋○○郎　四十五歳　統合失調症。

遺伝歴　特筆すべきものなし。

既往歴　約十年前在米中に不眠、被害妄想、幻聴を伴う精神錯乱をきたしたが、約二カ月にして軽快した。その後も幻聴は存在したが業務は差し支えなく果たしていた。

現病歴　昭和十二年夏より過労のため不眠を訴えた。十一月初め不安状態となり「生命がなくなる……上海……」等と口走った。翌日夜再び不安状態となり、外へ飛び出したが一時間ほどして帰ってきた、同年十一月二十六日本院精神科入院。

十二月七日、やや鎮静す。（どうして家を飛び出したか）「以前から私には守護神のようなものがあり、私の行動を指図していてくれます。本年の夏頃から自分の生命が危険だということを忠告する声が聞こえていましたが、最近南京陥落とともに私は死ななければならないことが判りましたので、不安でじっとしていることができなくなりました。あの晩からはその声の言うままに外へ出たり付近を歩き回ったり、声の主の言うがままに動かされていました。今から考えると夢のようですが、その時は言われるようにするより仕方がありませんでした」

本例は急性の興奮期において、自己の行動が他からの指図、命令として感じられた状態を示すものである。「狐が自分の行動を指図する。手足を動かす」等という妄想もまたこの種の症状の発展として理解しうると思われる。

このように考えれば、言語性幻覚症においてしばしば見られる物理的影響妄想、有声考慮、作為考慮〔作為思考・させられ思考〕(gemachte Gedanken) 等の諸症状の根底には自我意識の統制機能の特有なる障害が存在すると考えられる。

すなわち、この自我の統制を離れ、自己に属しないと感じられる思考内容が、他人によって暗示され、発動させられたものであるという感じが起こる時、すなわち「考えさせられる」という観念の生ずる時に作為考慮となる。さらに自己から分離した言語的思考が声となって与えられたと病者が感ずる場合、いわゆる幻聴となる。また有声考慮等はその幻聴が自己の思考内容として自覚されたものである。かくして臨床的にきわめてしばしば遭遇する、いわゆる幻聴なる症状の少なくとも一部分は、特有なる自我の意識障害に続発する現象の加わったものとして理解することができるであろう。

また自我の意識の統制から分離しうるのは思考内容のみでなく、意志、感情、行為等の領域においてもこれが可能であるとすれば「他人の思うように動かされる」というごとき影響妄想をもある程度まで説明することができるのである。

4

さて言語性幻覚症症状群の心理的特質を深く研究し、その根底に上述せるごとき特性的な自我意識の障害の存在を主張し、これを他者所属感情 (Fremdheitsgefühl) と名づけたのはウェルニッケの系統の精神病学者シュレーダーである。

すなわち彼は本症状群の症状を自我の統制から脱離した心的諸機能の外界への投射として理解する。かくして彼はこの種の幻聴の原因を神経系統における感覚中枢の刺激に依るというごとき単純にして支持され難き仮説から脱し、その心理学的説明を与えたと称する。われわれもその臨床的観察の結果、彼の所説に大いなる同感を抱くものである。ただしマイアー－グロースはシュレーダーの説明にてはこの種の幻聴の感覚性の問題の解決ができないと論じているが、われわれは前述せるごとく、この問題も単純なる生理的仮説よりも上述のごとき精神状態全体の深き障害にその原因を認むべきではないかと考える。

しかし、以上の考察のみにてはこの自我障害の心理的特質およびその成因の詳細を理解しえず、また自我から分離せる諸機能がいかにしてただちに外界の作用、他人の行為と考えられるに至るかということを説明することができない。

これらの問題は、古来主としてフランス学派の精神病学者によって種々の見地から論じられた問題である。われわれは彼の説を参照しつつ後に詳しくこれを観察しようと思う。

シュレーダーはさらに言語性幻覚症症状群の臨床的位置を論じ、統合失調症の領域における幻聴もその大部分は本症状群に属するものであり、その心理学的成因も同様にして説明しうるとした。かつ統合失調症の症状学においても本症状群はきわめて重要なる位置を占めるものであるがその本質をなすものでなく、単に二次的症状に過ぎず、統合失調症なる診断は他の同病特有の症状にまたなければならぬと論じた。すなわち最近彼は次のごとく述べている。「統合失調症においてはきわめてしばしば自己の心的内容を外界から与えられたものと考える傾向が存する。この意味では統合失調症／精神－分裂症（Schizo-phrenie）と呼ぶよりむしろ Allophrenie と呼ばるべきである。しかしこの傾向は他の中毒性精神病において見得る非特性的症状群であって、これによって統合失調症なる診断を下すのは誤りである」と。

しかしシュレーダーの言うごとき、自我意識の障害は統合失調症に特性的なることを主張する論者も相当存在する。たとえばグルーレは彼のいわゆる自我障害（Ichstörung）を統合失調症の根本症状（Grundsymptom）の一つに数えており、また実際にこの障害の典型的なるものは最も多く統合失調症において発見される。したがって言語性幻覚症症状群はその臨床的位置の問題についても現在なお論争の余地が少なくないと言わなければならない。

5

さてドイツの精神病学者中、以前からこの症状群を興味をもって研究し、そのもっとも原発的かつ根底的なる事実は病者が自己の思考の一部に対し自己に属せざるかのごとき感情、すなわちいわゆる他者所属感（Fremdheitsgeühl）を抱くという現象なりと論じたのは、かのシュレーダーであるが、彼はこの現象をこれ以上分析し得べからざる病的なる心的症状なりと考え、これを他者思考（Fremd-denken）、他者行動［他者行為］（Fremdhandeln）等と呼んだ。すなわち、彼はこの特有なる現象をさらに追求して説明しようとはせず、ただその説明原理としてその論文の最後に英国の神経学者ジャクソン（J. H. Jackson）の次のごとき文章を示唆的に引用している。

「われわれは精神病者が錯覚を信ずるのを怪しむには当たらない。われわれが錯覚と名づけるものは病者によっては知覚なのだ。錯覚は疾病によって惹起されたものではなく、疾病に罹ってからもなお存在しえたあるものなのだ」

言うまでもなくジャクソンは神経系統の階段的構成の理論を樹立し、種々なる神経系統症状をその段階的構成の解体なる現象によって説明しようとした学者である。すなわち、彼は多くの神経学的症状は神経中枢の刺激の結果なるのみならず、また上位中枢の統制の中絶による下位中枢の活動の表現であるという画期的な思考方法を現在の神経病学に導入したのであるが、彼は上述の文章においても見られるごとく、精神病的諸症状をも同様な方法で理解しようとしたのである。すなわち、彼はすでに幻覚は大脳中枢の刺激によって発現したものでなく、むしろ病的障害によって以前より存した機能が陽性になったものに外ならぬという意見を持っていたわけである。

しかるに、以下われわれが述べようとするフランス精神病学者の幻覚に対する見解はこのジャクソン的な説明原理を背景にして初めて理解し得る場合がはなはだ多い。たとえば、フランスの諸学者によってかなり恣意的に使用されている心的自動性〔精神自動症〕（automatisme mental）なる概念も、これを上位的自我が障害をこうむった後に表現する下位機能そのもの、あるいはその作用という意味に理解すべき場合がしばしばある。

かつ、この概念はフランスの幻覚の説明には非常に重要なる役割を果たしているものである。

6

まずフランスの精神病学におけるこの種の幻聴に関する業績の一般を要約的に説明したいと思う。けだし、本問題に対し、古き伝統を有し活発なる研究を持ちつづけた彼らの業績を無視してこの問題を解決することは不可能であるからである。

すでに一八四六年バイヤルジェは心的幻覚（Hallucination psychique）を感覚性幻覚から区別し、空間的客観性は有せず、感覚的ではないが不随意的に現われ、外界から与えられたものとして感じられる心的幻覚なるものを詳細に記載した。

次にセグラのこの領域における業績はまったく独創的な意義を有するものと認められているが、その理論は彼の長い学的生涯において多少の変遷がみられる。その初期の理論は彼自身の手で整頓された形で発表されているが、重要なる意義を有する後期の考えは主として彼の多くの弟子たち、とくにセイエ（A. Ceillier）、プティ（G. Petit）らの論文について見るほかなく、彼自身のものとしては重要ではあるが断片的な二、三の論文があるに過ぎない。しかし最近H・エー（H. Ey）、ラガーシュ（D. Lagache）らの著書にその理論の変遷が要領よく記述され、さらに前者の著書の巻頭にはセグラ自身の明快なる自己の所説の解説があって、これによって大体その輪郭を窺うことができる。彼の説によれば、幻聴の最大の特色はそれが多く言語の形で現われ、音でなく声として聞こえることである。すなわちこれは知覚の病理の問題であるよりも、むしろ内的言語の病理の問題である。この点において幻聴は失語症と類似の見地から観察さるべきであるとなし、幻聴を精神運動性幻聴と感覚性幻聴とに分類した。（ただしこの分類は単に臨床的観察に基づくものであり、その成因を大脳の言語運動中枢もしくは言語感覚中枢の刺激に帰せんとするごときはけっして彼の意図せるところではなく、より全体的な病者の心的状態にその原因を求めようとする傾向は最初より存したのである。）前者の純粋なるものは言語発声器官の運動の幻覚であって、「他人が自分に物を言わせる」「舌が動く」等と訴える患者の研究が精神運動性幻覚なる概念の出発点である。もちろん、これにも実際に発声器官の運動を認めうるものから単なる幻覚に過ぎぬものにまで種々の移行がありうる。たとえばその運動性性格のもっとも顕著なるものとして独語、衝動的言語［言語衝動］（impulsion verbale）等がある。次いで彼はバイヤルジェの心的幻覚に属するものは、結局、精神運動性幻覚の運動性性格が実際の発声器官の運動にまで進行せず、これに代わって内的言語の外化が現われたものと解し、これを精神運動性言語性類幻覚［偽幻覚］（Pseudo-hallucination psychomotrice verbale）と名づけた。この場合、言語運動の幻覚は存せず、これに代わって言語そのものの外界への投射が現われる。かつこれらの現象はつねに強き自動性感情を伴うものである。換言すれば、病者はこれらの現象が自己の意志によって発現せるものという自覚をまったく有しない。

これらの幻覚および類幻覚は元来なんら外的知覚の性質を有せず、むしろ自我の統一から離脱した内的言語が病者にとって他者として感じられて現われるものである。要するに自我内界の不調和(Incoordination psychique)の表現と見なすべきものであり、この点で前述せる感覚性幻覚が自我の外界に対する関係の障害の表現なるとはまったく異なるとし、この二者の区別を力説した。

しかして、この種の幻覚はつねに病状の進行とともにその形式を変化し「心的不調和」の進むとともに自我からの分離はますます著明となる。その終期にはまったく支離滅裂なる独語にまで発展する病型と堅固なる影響妄想を建設するに至る病型とを区別しうる。

以上のセグラの説は少なくとも二つの重要なる見解を含む。すなわち第一は幻聴の内容は病者の心的機能そのものであり、これが自動性感情を伴って、すなわち自我と独立に不随意的なるものとして現われるということであり、第二は幻聴の身体的基礎をなすものは感覚的機能であるよりも、むしろ運動的機能であるということである。

第二の問題は最近論ぜられる知覚機能における運動性要素の重要性に関する議論と関連し、またムルグ(R. Mourgue)の幻覚論における運動性姿勢(attitude motorice)の主張とも関係する興味ある問題であるが、これについては別に述べることとし、まず、第一の自動性感情の問題について考えよう。

これはシュレーダーの他者所属感にだいたい相当する現象であって、このセグラの所説は爾後のフランス学派には大きな影響を与えたものであり、クレランボー(G. de Clérambeault)、クロード(H. Claude)らが種々の方面から詳細なる臨床的記載を行い、かつこれを心理的あるいは生理的な仮説によって説明しようとした。実に、この自我意識の特有なる障害に関する研究はグルーレも言うように、フランスで最も深く研究され、したがってほとんどすべての学者がこの問題を取り扱っているのであるが、これらをその理論的見地からだいたい二つに分けることができる。

その一つは機械的・神経学的な考え方で、クレランボーはその代表者である。彼は運動的、感覚的、観念的の各心的部面にいわゆる心的自動性（automatisme mental）を仮定し、この活動によってすべての精神症状を説明した。ただし、彼の心的自動性とは自我の統制を離れた個々の心的あるいは運動的機能のごときものではなく、却って患者の人格にとってなんらの有機的関係を有せざる寄生的・非心理的な存在であり、病的機転による大脳の興奮によって発現するもので、それが病者の意識に上る時、病者がこれを自己の心的生活への「他者」の侵入と感ずるのは、大脳への刺激が通常ならざる場所に与えられたからである。その妄想的性格のごときは患者が本来非心理的なる心的自動性に二次的に付加したものに過ぎないとする。この説は多くの臨床的事実の集積の結果として、ことにフランス精神病学において長い歴史を有する慢性幻覚性精神病（psychose hallucinatoir chronique）なる疾病群についての研究の結果になるものであり、彼はこの疾病を、現在彼の名を冠して呼ばれるいわゆるクレランボー症状群（すなわちこの特有の自我障害により起こる幻聴、有声考慮、作為考慮等自動性感情を伴うすべての感覚的、運動的、観念的精神症状）が本質的症状をなす疾病と考えた。ゆえに彼の説も確固たる臨床的根拠を有し、とくに種々のまったく異なる外観を呈せる諸症状の根底に存する共通点を指摘し、これを一括して一つの症状群中にまとめた功績は没すべからざるものがある。また最近のクロードの外部作用症状群（syndrome d'action extérieur）、セイエの影響症状群（syndrome d'influence）、ディド（M.

Dide）の外物感現象（phénomène xenopathique）等はほとんどクレランボー症状群と同様の内容を有すると考えられる。しかし、彼のこれに対するあまりにも極端な機械的かつ空想的な解釈は当然非難をまぬがれることはできない。

次いで以上の説に反対し心的自動性は健常なる心的機能の一部分が自動性感情を伴って病者の意識に現われるに過ぎないのであって、その根底にはその人格の特有なる衰弱、バレ（G. Ballet）によって人格の分裂（désagregation de la personnalité）として呼ばれたる心的状態が存するとなすものがある。セグラの忠実なる祖述者セイエは熱心にこの説を主張し、クレランボーの心的自動性の機械的発生論を排撃したクレランボーの反対者にはほかにもディド、ギロー（P. Guiraud）など多く存するが、彼ら自身も体内感覚（Caenésthesie）の障害の意識への反映を原因と称する点においては真に機械論的、神経学的立場と対立するものではない。

さらにまたセイエは無意識的な感情の相剋のみにても、精神分析学的な機構によって彼のいわゆる影響症状群を発生せしめうると信じ次のごとく述べた。

「われわれの情緒の大部分は固くわれわれの自我と結合している。しかし情緒性の特種の変調、とくに過去の情緒と現在の情緒との不調和、または共存する二様の情緒の矛盾はわれわれの感情的生活の平衡を破り、われわれの人格的統一感の障害を起こす。……かくのごとき情緒の不調和または情緒の対比によって自動性感情の成因が説明される。……不調和なる二情緒は時として二つとも意識されており、ある場合は一は抑圧され、他方が意識野を占領する。その時前者はしばしば深層の感情衝動を現わし、他は表面的な意識的、有意的態度を代表する。すなわち病者の欲するところと彼の現在あるところとの争闘が前者の、また時には後者の決定的勝利に終わらざる場合には、ある時は強迫状態におけるがごとく両者間の不安定なる対立を来し、ある時は両者いずれかの否定および無視によって自動性感情の発動をきたす」と。

かつ彼は上述の見解の例証として多くの興味ある症例を挙げている。ことに、彼は四十歳前後の性的に抑圧された女性に来たり著明なる影響症状群を現わす一群の疾病の分析を試みている。すでにセグラとバラ（L. Barat）は「僧侶を愛する女」（amoureuse de prêtre）なる名称のもとにこの種の一例を精細に報告し、それ以後も「僧侶を愛する女」型の精神病として時々記載されているほど、定型的な症状を現わすものであって、大峡博士もすでにその一例を報告されたが、次に記載するものもこの種のものである。

症例7　○田○子　三十七歳　官吏の妻。

遺伝歴　特筆すべきものなし。

既往歴　高等小学校を優秀の成績にて卒業後、看護婦産婆の試験に合格、某医院に勤めていたが、十九歳にて結婚。性質は正直、几帳面、小心、結婚後、良人と気が合わず絶えずいらいらし、昭和三年頃より人をねたみ、良人に嫉妬がましいことを言うようになった。昭和元年人工流産。昭和八年秋頃より大師様がのり移られたと言い、いろいろの物音が聞こえたりしたが約三カ月にて回復した。

現病歴　本年三月従兄弟が滞在中、良人がその仲を疑うようなことを言ったと言い、気に病んでいたが四月二十日頃から不眠となり、五月十一日頃から楠公様が乗り移ったと言って、二階で暴れたりした。四月頃から良人に対して露骨に反感を示しまったく傍へ寄せつけない。

昭和十三年七月五日。本院外来にて診察。意識清明にして饒舌に自己の憑依妄想を語る。やや顔面表情に乏し。

「四月頃から子供のことが心配で寝られませんでした。五月十二日に楠正成様がおさがりになって、自分の顔が冷たくなり死人のようになりました。それから少しして自分でないように力が強くなり、自分は楠正成であると言って部屋中を走り回ったことを記憶しております。……すぐ気がつきましたが、それから後私を守ってくれる人がいろいろなことを教えてくれます。こんなふうに手を握りますと声がはっきり聞こえるようになります（自分の右手を握って見せる）」

七月十六日病舎にて問診。

「お蔭さまで聞こえなくなりました」。（聞こえたのは誰の声か）「それは私が二十年前に大阪の天王寺で行き会った人です。今までそのお方のことを思い出したこともなく、会ったのも、そのすれ違った瞬間だけですが、そのお方の声が聞こえてきてからありありとそのお姿が目に浮かんできました。着物を着て高下駄を履いておられました。非常にご立派な方です」。（それが声の主だとどうして判るか）「その方も二十年ほど前に私に会ったことがあることを覚えておられまして、その時の私の様子など詳しく言って下さいました。私自身忘れてしまったことまでも言われます」。（その人がはっきり見えるのか）「いいえ、ただ思い出すだけです。二十年前のことをどうしてこんなによく覚えていて下さるのか不思議です。その方は私は今不幸だけれどもきっと幸福になると言って下さいました。今ではもう聞こえません。二、三日前から手を握って見ても聞こえなくなりました。……（その他良人の不品行について、従兄弟との仲を疑われたことについて、きわめて饒舌に語る）」

七月三十日退院時にはまったく平静に復していたが「今でもあの時のことは不思議です」という。なお昭和八年秋に精神異状をきたせし時もその前に良人と口論せしことを述べ、「こんな病気が起こるのは良人との仲がうまくいかないからかも知れません」と語る。

もちろんこの場合、症状の発生にセイエの述べるごとき心的機構がある役割を果たしていることは明らかであるが、それのみにてその症状の成因を理解することはおそらく困難であり、その根底にさらに人格のある病的障害を仮定する必要があると思われる。

ドイツにおいては上述のごとき影響妄想の心理学的解釈の試みのごときはむしろ無意味なものとして論ぜられることが少ないが、チュービンゲンのO・カント（O. Kant）はきわめてセイエと類似する見解を発表している。

すなわち彼は人格の深層に対立せる二つの基本的衝動すなわち自己保存衝動（Selbsterhaltungstrieb）と利他的衝動（Selbsthingabetrieb）とを認め、その相剋によって自我に属する感情が外界へ投射されることが影響感情の成因であるとする。しかしその根底にやはり彼が人格結合の分解（Lockerung der

Bündelung der Persönlichkeit）と呼ぶところのものを認めている。すなわち人格上層部における自我統制機能の統合失調症的プロセスによる解体という概念であって、これについては著者は以前の論文においてその要点を論じたことがある。

7

さてセグラおよびセイエによって使用された意味の「人格分裂」とはいかなる性質を有し、いかにして発生するものであろうか。これはセイエのいうところによればジャネ（P. Janet）が『強迫観念と精神衰弱』（Obsessions et la Psychasthenie）において記載したいわゆる「心的張力〔心的緊張〕の減弱」（abaissement de la tension psychologique）なる現象の一部をなすものにほかならない。ジャネの精神衰弱なる概念は綿密なる臨床的観察と独創的なる理論とをもって築かれたるきわめて重要なる心理学的概念であるが、現在彼自身の考えるごとき疾病単位として認めうるや否やは疑問の存するところであり、エーの言を借りれば「精神衰弱とは今や自律的なる一疾病単位として認むべきではなく……むしろ広大なる精神病理学的一機構であり、生理学的根底を排除せざるのみかむしろこれを要求するもの」である。しかしいずれにせよ、ジャネが精神衰弱の根本症状としたところの「心的張力の減弱」あるいは「心的総合の不充足」（insuffisance de la synthèse mentale）なる概念は病的心理の理解に欠くべからざるものである。

すなわちジャネは人間の心的状態を、その実在に対する行動あるいは認識の強度という意味での実在との接触の度合いによって一つの階段的順序に分類した。もっとも現実的でもっとも強度の実在性を有する心理現象は、人間の実在に対する実際的な行動認識であり、これを彼は実在機能（fonction du réal）と名づけた。次に習慣的な行動のごとき利害関係なき行動、さらに表象的記録、想像、抽象的推理等のごとき表象的な機能を経て、ついに感情的反応、無意味なる筋肉運動等に至って、次第に実在との接触の度合い、いわゆる実在係数（coefficient de la réalité）を減じてくるとし、これを比喩的に心的張力の強さという言葉で表現した。この言葉に含まれている概念はジャネ自身言えるごとく、かのベルクソン（H. Bergson）の『物質と記憶』における「生命に対する注意」（attention à la vie）なる思想ときわめて類似せるものである。かくのごとき広汎なる概念が果して精神衰弱という一臨床的単位を規定するに役立つか否かは大いに疑問の存するところであり、事実ジャネの最近の著書においては「心的張力の減弱」なる言葉によって限定される現象の範囲はますます広くなりつつあるようである。いずれにせよこの場合自我統制能力が低下し、したがって種々の心的自動性が現われるに至るであろうことはベルクソン的なる考え方に従えばきわめて当然なことである。

さらに、彼は最近精神衰弱のあるものにおいて強迫症状がしばしば追跡妄想、思想反響［考想反響］（echo de la pensée）、幻聴にまで発展することを観察し、これを彼独特の立場から解明せんとした。彼はこれを説明するにクレランボーのごとき機能的な立場は不十分であるとし、また精神分析学的な意味での投射とすることにも賛成せず、これを言語機能ならびに人間的行動一般の社会的性質に帰せしめた。

すなわち人間の行動はきわめて多くの場合、社会的である。命令は服従を予想せずしては存在せず、「語る」ことは「聞く」ことを予想せずしては存しない。すなわち人間行動は必然的に能動的および受動的な二つの面を持っている。これをジャネは人間の社会的行動の二重性と呼んでいる。

さて人間は歓喜あるいは努力の感情を有する場合はその行動を能動的方面から、自己の行動として感ずる傾向があり、悲哀あるいは疲労の感情を有する場合には受動的な方面から他人の行動として客観化して感ずる傾向がある。「心的張力の減弱」は容易に病者を失望、悲哀、憎悪に陥れ、したがって病者は本来二重的なる「語る」という行動を受動的なる側面から感じ、これを客観化し、これを「語られる」「聞く」というふうに感ずるようになる。ジャネはこの心的過程を志向的客観化と名づけた。すなわち志向的客観化（objectivation intentionelle）は人間の社会的行動に伴う感情の障害の表現であると考えられる。けだし社会行動は人間行動中でも実在係数のはなはだ高きものに属するがゆえに、心的張力の減弱せる病者においてはこの方面の障害がきたりやすく、これが「志向的客観化」として表面に表われるのである。すなわち幻聴、影響妄想等は人間の社会的行動の表現である。

8

かくしてわれわれは幻聴症状群の根底に存在する自我の障害を追求してついに「心的張力の減弱」

に伴う社会的行動の障害というごとき概念にまで到達した。

しかし前述せるごとく「心的張力の減弱」という概念も最初は精神衰弱者の心理分析に基づいて考えられたのであるが、その後次第にその範囲を拡張し、体質的な素因のほかに心因性にもあるいは中毒性の原因によっても発生しうるとジャネ自身考えるようになった。すなわちこの概念によって病因論を解明せんとするは不可能であり、われわれの意図は単に幻聴症状群を心理学的に説明するにある。したがって、われわれは本症状群の根底に器質的な病的機転の存在することを否定するものではなく、ただ、本症状群の発現が直接に器質的なる大脳の変化に依存するという機械的説明に反対するに過ぎない。器質的なる病的機転によって直接に障害を受けるのはむしろ意識的自我の統制的機能としての心的張力の低下であり、これが心的自動性を発現せしむることによって初めて上述の種々なる精神症状が惹起されるのである。

この病的機転のうち、最も一般的なるものは統合失調症的プロセスであろうが、そのほかにも中毒性原因、あるいは麻痺性痴呆のごときまったく器質的なる脳傷害も病的機転の役割を演ずることができることは最近しばしば報告されている事実である。ことに病者の内因性素質がこの症状群の発生に大きな関係を有することは諸家のすでに論じたところである。したがってわれわれは統合失調症における本症状群が中毒性精神病におけるものと現象学的に同一であると主張するのではない。われわれはただこれらの諸精神病に現われる本症状群はその根底に心理学的には共通した構造を有することを主張するのである。

また統合失調症の領域内のみにおいても、本症状群はその根底となる人格分裂の進行の程度により種々の病状を呈しうることはすでにセグラの指摘したことであるが、臨床的観察にもとづきこの点をここにやや詳細に検討してみよう。

一般に病者はその疾病の初期においてすでに自己の心的機能を外界から与えられたものと感ずる。すなわち志向的客観化が現われるのであるが、時として強迫観念様の、あるいは超価観念のごとき症状のみが長く持続し、人格の荒廃をきたさず、本来の強迫神経症者との鑑別に苦しむ場合がある。この問題はヤーライス（Jahrreiss）、K・シュナイダー（K. Schneider）らによってすでに報告論議されたことであるが、これは病的機転が初期の内に停止したものと考えるであろう。

さて自己に属しないと感じられる心的作用を志向的客観化によって外界に帰することは、かくすることによってのみ、病的なる心的状態の分裂を合理化し、人格の統一を得せしめうるという意味において、病者の人格がいまだある程度まで自己統制の能力を有することを示すものとも見られる。もし病勢がこの時期において停止せず、さらに人格の荒廃が進行すれば、主体とはまったく関係なき心的自動性の無意味なる発現、すなわち独語、常同症、衝動性動作のみが症状の前面に現われるに至る。すなわち定型的な末期痴呆状態の病像を示すに至るであろう。

次に人格の荒廃が著明ならざる場合は症状の発展は強固かつ系統的なる影響妄想、憑依妄想の形成にまで進行する。これすなわち妄想痴呆の末期において見うるものである。

さらに本症状群が突発的にかつ一時的に現われ、後になんらの痕跡をも残さず消失する場合もありうる。主として中毒性急性精神病にきたる幻覚症のごときは、この経過をとるものと考えられる。

9

以上われわれはわれわれの論じたごとき種類の幻聴を大脳感覚中枢の直接なる刺激によって説明することに反対し、その心理的成因について論じたが、最後に一般に幻覚なるものは果たして脳局在的に限定されうるものなりや否やという古来しばしば論争されたる問題について考えよう。

この問題の解決にはまず知覚機能そのものの本質から論じなければならぬ。知覚を単純に感覚と表象的記憶との一致として機械的に説明することが誤りなるは言うまでもない。よく引用される例をとればある対象はそれを見る方向によって、その網膜像はまったく異なるにもかかわらず、われわれはただちにこれを再認しうる。すなわち知覚は、感覚以上の判断機能の存在を予想するものであり、かつその判断機能は知的、意識的なものではなく生得的に存し、いわば生命力の機能として現われるものである。たとえばコフカ（K. Koffka）の言うごとく幼児は幾何学的図形の認識に先立って母親の顔を認識しうるのである。知覚はかくのごとき生命的、無意識的なる認識作用の漸次的なる意識化に伴って発達するものであり、知覚の構造は主体の行動に伴い、これを取り巻く生活圏の拡大とともに変化し発展する。知覚を感覚の合成と解するは知覚構造の発達史をまったく誤解せるものである。したがってこの意味でも幻覚は脳の感覚中枢の刺激のみでは現われえないことが明らかである。

かく言うももちろん幻覚において生理的基礎が存在しないというのではなく、むしろその生理的基礎がきわめて複雑であり、単純なる仮説では誤謬に陥りやすいというに過ぎない。この生理的仮説が従来最も適用されたのは視覚的領域においてであるから、まずこの方面の問題を点検しよう。

第一に大脳皮質の有線領（area striata）の損傷により幻視の発生可能性については一九二五年にシュレーダーとヘンシェン（S. E. Henschen）の論争がある。シュレーダーは過去の多くの症例を検討し、皮質の損傷は要素的な光覚（Photopsie）以外の本質的な幻視を生ぜしめえず、真の幻視の発生には必ず一般的な意識障害の存在が必要なることを述べたるに対し、ヘンシェンは局在説を主張した。しかし最近では多くシュレーダーの説に傾きつつあるごとくである。

第二に視神経の損傷による幻視については、側頭葉腫瘍による半盲症にきたるいわゆる「半盲症性幻視」（hemianopische Hallucination）に関する多くの論議があるが、この場合にも視神経の損傷が直接に幻視の原因なりとする確証は乏しいようである。

第三には眼球疾患に伴う幻視については最近レルミット（J. Lhermitte）、エーらが症例を報告しているが、この場合も眼球疾患それ自体が幻視の原因とは考えず、むしろこれに付随する意識の障害を重要視している。すなわちこれらの視器の損傷は幻覚の発生にはせいぜい補助的な意義しか認められていないと言える。

しかるに、他方視覚機能とほとんど関係なく思われる部分が幻視の発生に関係ありと論ぜられている。レルミットの脳脚性幻覚症（Hallucinose pédonculaire）これであり、第三脳室下部の損傷が特有なる幻覚を伴うことが主張されている。これにはいまだ反対の議論も存しないではないが、臨床的に意識混濁と幻視を伴う疾患が震顫譫妄《しんせんせんもう》にせよ、流行性脳炎の急性期にせよ、つねに脳底部の疾患であり、かつこの部位には睡眠中枢の存在することが一般に信ぜられていることを考え合わせるとはなはだ興味ある問題を提供する。すなわち睡眠中枢の障害が意識混濁を来たし、これが夢におけると同様の機転によって幻視を発生せしむるのではないかと推定されうるのである。けだし夢と譫妄状態との著しい類似はすでに多数の人の注意したところである。ボゲール（L. v. Bogaert）のごときもいわゆる脳脚性幻覚症を呈する病者において意識水準の低下を証明しうるとし、これによって幻覚の発生を根拠づけようとするもののごとくである。

しかし、以上の事実もいまだ幻視を脳局在的に説明する論拠を与えうるものではないことはもちろんであり、いわんやわれわれの取り扱う種類の幻聴症状群については、ほとんどなんらの積極的なる大脳病理学的事実も現在のところ得られていないのである。

ただし上記の事実はわれわれがその根底に「心的水準の低下」というごとき概念を措定したことにある支持を与えうるものではあるまいかと思惟される。

要　約

ウェルニッケによって急性幻覚症と名づけられたる症状群は中毒性精神病以外にも、統合失調症の重要な症状として発現するものがある。著者はこの症状群の言語性幻覚につきまず臨床的分析を試み、進んでその成因につき考察して、次のごとき結論を得た。

(1) 本症状群における幻覚の感覚性はしばしばそれが外見だけの場合がある。またヤスパースのいわゆる体覚性の問題も病者の意識状態を考えに入れずして論ずるは無意味である。

(2) 本症状群は幻覚以外に有声考慮、作為考慮、影響妄想等の種々の心的症状を併発する。

(3) これらの症状は病者の心的および運動的機能の一部が自己意識の統制より脱し、これが外界から与えられたものとして感じられるという事実から生ずる。

(4) 本症状群の病像を理解するにことに抑圧せられたる心的葛藤を探求することがきわめて必要である。

(5) 本症状群の根底にはジャネのいわゆる「心的張力の減弱」が存在し、本症状群は人間の社会的行動に伴う感情の障害として説明しうる。

(6) 本症状群はその根底に存する病的過程の進行の程度により種々の病像をきたしうる。

(7) その成因を大脳感覚中枢の刺激に求めるは無意味であって、最近の大脳病理学的見地からもむしろ著者の主張するごとき心理的障害を措定する方がより妥当である。

文献

(1) Berze, J. Z. Neur. 77; Psychologie der Schizophrenie., Berlin, 1929.

（2）Gruhle, Z. Neur. 133; Handb. d. Geisteskht. Bd. 9.
（3）Jaspers, Allgemeine Psychopathologie, Berlin, III. Aufl.
（4）Schneider, C., Z. Neur. 131. u. 137.
（5）Schröder, P., Mschr. Psychiatr. 49. 68; Z. Neur. 101, 158.
（6）Baillarger, A. M. P (1886): 19.
（7）Ceillier, Encéphale (1924), (1927).
（8）Ey, H., Hallucinations et délire. F. Alcan, 1934.
（9）Janet, P., Obsessions et la psychasthenie. F. Alcan; J. Psychol. norm et path. (1932).
（10）Kant, O., Z. Neur. 111.
（11）Lagache, Les hallucinations verbalis et la parole. F. Alcan, 1934.
（12）Bogaert, Revue neur. (1924).
（13）Lhermitte., Revue neur. (1922); Encéphale. (1932), A. M. P. (1937), I.
（14）三浦岱栄、慶応医大神経科十五周年記念論文集。
（15）Séglas, Lecons cliniques, 1895. J. Psychol. norm. et path. (1913), (1914).
（16）富岡徳三郎、臨床日新医学、五（昭一一）。
（17）大峡厳、京都医誌、三四（昭一一）。

変質性精神病について

クレペリン（E. Kraepelin）が内因性精神病を、症状および経過の点から早発性痴呆と躁鬱病との二つの疾患群に分類したことが、現代の精神病学における臨床的分類の基本となっていることはいうまでもない。しかし症状学的に見ると、この二つの疾患群の間には必ずしも明瞭な限界はなく、両者のいずれに属するかを判断しがたいような症例がしばしば見られることもよく知られている。両疾患群の限界領域にある疾患のなかでもっとも多く見られるのは、経過の点では周期的でありながら、症状の上からは統合失調症に特有とされる幻聴‐妄想症状群、緊張病性症状群などを呈するものである。そのなかには明らかに躁鬱病的な感情の動揺をも合併し、躁鬱病の特殊型と考うべきものもあるが、躁鬱病的色彩がほとんど認められないものも少なくない。この種の病型の臨床的位置については、従来多くの学者によってそれぞれの立場からさまざまに論じられている。ガウプ[1]（R. Gaupp）、クレッチマー[2]（E. Kretschmer）らはこの疾患群を統合失調性要因と躁鬱病性素質との合併と考え、いわゆる混合精神病 Mischpsychose なる概念によって説明しようとした。シュレーダー[3]（P. Schröder）、クライスト[4]（K. Kleist）らは変質性精神病 Degenerations psychose という名称のもとに、周期性に経過し予後の良好な疾患群を一括した。シュレーダーとクライストとでは変質性精神病という概念に多少の相違がありシュレーダーは主として周期的に緊張病的症状を呈する病型に限局しているに反し、クライストはこれは統合失調症、躁鬱病、癲癇なる三つの疾患のそれぞれの周辺部に位置する周辺部精神病［辺縁精神病］Randpsychose であるとし、詳細な分類を試みている。また満田[5]は多数の統合失調症者の家系を調査し、予後良好な統合失調症は予後不良なものに比し遺伝負因のいちじるしいものが多く、同一家系内では同種類の病型が認められるなどの事実から、統合失調症を定型群と非定型群とに分類した。ここで問題にしている病型は、満田博士の分類によれば非定型統合失調症の周辺群に相当する。M・ブロイラー[6]（M. Bleuler）も同様の事実から統合失調症における異種因子性の可能性を想定しているようであり、また周期性経過をとる疾病群では、本人および家族の性格が、予後不良なものとは明らかに異なっていることを認めた。またランゲ[7]（J. Lange）は躁鬱病圏における緊張病的症状について詳細に考察し、これが体質、遺伝、外因性原因その他のいずれの要因によっても十分には説明できないことを述べた。また彼は変質性精神病を躁鬱病に最も近い病型と考えているらしく、その教科書にはこの一群の疾患は躁鬱病の後に記載してある。

私はこの一群の疾患にたいする私の見解を、先に出版した『異常心理学[8]』およびその他の論文[9][10]のなかに簡単に記述したが、説明の不十分な点があるので重複する点も多いが、もう一度ここにまとめて記述することにしたい。

症状論的考察

この疾患群の臨床的特徴については、すでに上記の諸家が詳細に論じている。その多くの症例に共通して認められる特徴は、⑴本来の統合失調症に比し、感情的疎通 affektiver Rapport が容易なこと、⑵環境的動機によって反応性に発病することが多いこと、⑶躁鬱病的色彩が多少混在する傾向があることなど、予後の良好な統合失調症の特徴としてあげられているものとだいたい同じである。その病型は多様であるが、クライストが分類、命名をした運動精神病、錯乱精神病、定期性幻覚症挿間性朦朧状態などの病像は一般にも認められている。ただしこれらがそれぞれ独立した疾患単位であるか否かは大いに疑問である。

私は以下にこの種の症例の症状を経過を追って観察した結果を記述し、かつこれらの急性周期性の精神病においても、私が先に慢性統合失調症の症状の変遷について述べた事実がだいたいあてはまることを示したいと思う。

症例1

三十五歳男子。真面目、几帳面な性質、某大学理学部卒業後、海軍技術大尉として勤務中に最初の周期をきたし、その後現在までに五回の周期をきたし、五回とも入院している。その症状は毎回同様であるから、第五回目の周期の経過だけを述べる。

本人は前回の発作後、某大学理学部に勤務していたが、一昨年二月〜九月（七カ月間）は軽度の興奮を伴う神経衰弱様状態であり、不眠、注意集中不能などの症状が現われた。ついで友人に誘われて山へ行った時から、軽躁病状態になり、「自分の仕事に非常な自信ができ爽快になった」、ついで突然「他人が自分の行動を指図する、家族の顔が狐のように見える」という時期が二日間くらい続き、やがて緊張病性昏迷状態に入った。（この状態において、主観的にも行為体験や妄想知覚の体験があったことは回復後の問診によっても明らかである。）この状態は二週間くらいで終わり、ついで罪業妄想を伴う憂鬱状態が二カ月ほど続いて回復した。


本例の経過を要約すれば、神経衰弱様状態→躁状態→作為体験→緊張病性昏迷→鬱状態→回復という順序になる。私は先に慢性統合失調症の経過を、(1) 神経症様期、(2) 幻覚、妄想知覚、影響症状群等の統合失調症的症状期、(3) 人格統一のまったく失われた末期、の三段階に分類したが、本例の経過もまったく同様であって、ただ本例ではその各時期がわりに短期間だけ現われることと、第一の神経症様期に躁病あるいは鬱病的状態が見られるのが異なるのみである。

この種の症例はその著明な症状にのみ着目すれば、定期性緊張病またはクライストの運動性精神病に属するものと考えられるが、その経過を注意して観察すれば、ほとんどつねにそれに先立って躁鬱病的または妄想‐幻覚的症状が認められるものである。このような経過を示す症例は臨床的にいくらでも見られるのであって、けっして例外的なものではない。

本例ではその前駆期および回復期に一過性に躁鬱病的症状がいちじるしく認められる。この場合、躁鬱病的病像が前面に出ている時は、「躁鬱病に緊張病的症状が加わったもの」として解釈することもできる。私は先に「躁鬱病像は統合失調症の前段階として考えうる場合がある」と述べたが、それにはこのような病像を観察すれば、自ら生まれてくる結論である。のみならず、この種の病像では、その一つの周期では躁鬱病的症状を示し、他の周期では統合失調症的病状にまで進行する場合も少なくない。

症例2

女子、学業優秀、快活、真面目、某中学三年生の時（昭和二十一年十月）、学校の運動選手となって疲労し、ついで「人が自分を不良だという」といって泣いたりする（憂鬱性気分、関係妄想）。

二十二年三月、病像が悪化し、罪業妄想を訴え、ついで昏迷状態になる。回復後に聞くと「自分が魚になって水の中にいるような気がした、周囲が天国のように見える時もあった」といい、夢幻様状態に近い。

この状態は二カ月ほどして回復したが「人が悪口をいっている」「周囲の人々が恐い」など幻聴、妄想状態が八月まで続き、次第に平常状態に戻った。

第二回の周期は二十四年七月学校の学芸会の疲労に続いて、典型的な躁状態となり、二週間くらいで回復した。

第三回は二十六年二月頃、同じく心因性誘因によってふたたび躁状態となり、ついで軽い憂鬱期を経て回復した。

本例では最初の周期は夢幻様状態を伴う昏迷状態であり、二回目、三回目は躁鬱病状態である。この場合、最初の周期では人格解体が強度で、昏迷状態にまで進行したが、その後の周期では躁鬱病状態に止まったと考えるのが自然であり、両者が別々の異なった病的過程の現われであるとするのは明らかに無理である。

次の症例もだいたい同様である。

症例3

四十九歳女子、小心、几帳面。十九歳の時緊張病的興奮の発作あり、二十歳で結婚、夫は封建的で気むずかしい。結婚後七、八回緊張病性の発作がある。多くは家庭内の用務による過労が誘因となる。最近では昭和二〇年の時の発作は不機嫌となり、睡眠障害あり、つまらぬことで怒りやすくなり、ついで緊張病的興奮をきたし、ついで昏迷状態となり、拒食のため鼻腔注入を一週間ほど続けた。

二十二年には刺激性、物を投げつけたり、家を出るといったりする、しかし緊張病的興奮にはいたらず、一週間くらいで回復し、回復期にはむしろ抑鬱的であった。

二十五年の時は町内会の寄付金のことで過労し、憂鬱となり、ついで緊張病的興奮状態となったが、この時は躁病的色彩が強く、「私は笛も吹けるし、踊りもできる、私は離婚してダンサーになる」などという。回復期にはやはり抑鬱状態が見られた。

この例では若い時の発作は明瞭でないが、最近では強い緊張病性昏迷状態になる時もあり、軽い興奮状態に止まる時もあり、躁病的色彩の濃厚な興奮を示すこともあるというように、丁寧に見ればその病像は周期ごとに相当異なっている。

次の例では最初の周期は緊張病性興奮、次の周期は妄想幻覚状態を示している。

症例4

男子、工務員、昭和二十二年八月頃、家庭の事情で心労し、不安状となり、家のまわりをうろついた。九月頃から睡眠障害があったが、ついでかえって無口となり、頭痛を訴える。二十二年十月の入院時は「人声が聞こえる、鳥が神様に何か話している。周囲の景色が何か深い意味がある」。ついで六日には宗教的興奮状態となり、多弁多動となり、「神様が私に大きな任務を与えた、周囲の状況がすべて神のお告げを顕わしている」という。支離滅裂に傾き、その意味を十分つかむことができない。この状態は治療によって一週間くらいで回復した。

一年後、十月十九日に再発したが、この時は妄想幻覚的症状に止まり、精神運動性興奮にいたらずして回復した。

本例はクライストの分類に従えば、最初の発作は運動性精神病であり、次の発作は定期性幻覚症だということになる。しかしこれも、第二回の時には人格解体の度が少ないため妄想幻覚状態に止まったのであると考えた方が自然である。

しかしこのように周期の度ごとにその病像が異なるという場合はむしろ少ないのであって、症例1のごとく一旦発病すれば、つねに一定の段階にまで症状が進行してしまうことの方が多いのはいうまでもない。

なおランゲは躁鬱病の非定型的なものでは意識混濁をきたす傾向がいちじるしいことを述べているが、上例でも興奮時には宗教的恍惚状態に近く、緊張病的興奮であるか癲癇性朦朧状態であるかはっきり区別できない状態である。症例2のごとき夢幻様状態も意識混濁の一型と考えられるが、次の例も意識混濁の傾向の強い症例である。

症例5

男子、小心、几帳面、学業成績普通、貿易商に勤めた。応召して中国で通訳をしていたが、昭和十九年十一月精神病といわれ、護送されて帰った。その後だいたい正常であったが、時には多弁になる。二十二年十二月から泣いたり笑ったりしはじめ、二十三年一月入院、入院後は宗教的内容の興奮強く

「聖人になった、人を救わねばならぬ」といい、多弁多動で意味のわからぬ動作を繰り返す。回復後「電球と禅問答していた」「三笠艦に乗っていると思っていた」など断片的にはその体験を想起する。意識が明瞭になると「死刑になるのではないか」「食物に毒が入っている」等の妄想的観念を抱く状態が続き、ついで躁性爽快状態を経て軽快する。このような周期が前後数回繰り返されて正常状態に返った。一周期の経過はだいたい二週間〜三週間。

なお最初は躁鬱病状態を呈しながら、数回後には分裂様症状が加わり、その予後が不良となるような症例も少なくないことはもちろんである。

症例6

三十八歳女子、温順、几帳面。二十一歳の時、憂鬱病の診断の下に二、三カ月入院して回復、二十三歳結婚。

三十一歳四月会社につとめ、六月頃から憂鬱となり、六〜九月入院、その時は幻聴を訴え、電気衝撃で回復したが、六カ月してふたたび憂鬱となり入院、この時は「食事の時や便所へ行った時、禁止の声が聞こえる」など明らかな作為体験、統合失調症性幻聴あり、インシュリン開始後、一時談話支離滅裂となり、独語があったが、次第に回復し退院。その後離婚して実家にいるが、台所の仕事などを手伝うが、外出を好まず、不活発な状態が数年続いている。

本例のごときは経過の点からみれば、本来の統合失調症と変質性精神病との移行型と考うべきものであって、満田博士の中間型統合失調症に属するものといえよう。

要するに変質性精神病の症状も、経過を追って観察すれば、神経症様期→幻覚－妄想状態期→緊張病的状態期などに区分しうる場合が多いのであって、ただ経過が急激なこと、神経症様症状をます時期に躁鬱病的症状を合併することが多いこと、緊張病様期に意識混濁をきたしやすいなどの点で異なっているといえる。したがって変質性精神病は急激かつ可逆的な人格解体の現われであって、その多様な経過および症状は人格解体の程度と速度とによって決定されると考えられる。また躁鬱病は変質性精神病のうち、その症状が感情の周期的動揺を示すのみで、それ以上の人格解体をきたさない病型ではないかと思われる。これらの疾患に共通したもっとも大きな特徴は予後良好な周期（Phase）が繰り返して現われる点にあるのであるから、これを周期性精神病という名称で一括してもよいのではないかと思う。

さて本疾患群に特有な周期性経過を規定する心理学的機構、および症状を表面化させる要因としての病者の性格の衝動力学的構造などについてさらに考察すべき点が少なくないと思われるので、以下にこれらの問題について少しく考えてみよう。

症状の発生機構についての考察

1　変質性精神病の発病動機およびその病前性格

躁鬱病の変質性精神病における経過の周期性が一定の身体的変化と関係していることは確かである。従来の多くの業績のうち、その一、二をあげれば、ギッシング[11]（R. Gjessing）は定期性緊張病において精神症状の動揺がN―代謝の変化と密接に関連していることを明瞭に証明している。また加藤[12]は躁鬱病者および変質性精神病者の血糖曲線を長時間にわたって追跡し、それが正常者や本来の統合失調症とはいちじるしく異なることを見出した。さらにまたドレー[13]（J. Delay）は電撃療法に伴う身体的所見を詳細に検索し、躁鬱病は間脳における感情統制機能の周期的変化と関係していることを主張している。しかし本病群では、これらの身体的異常のほかに、おそらくこの身体的素質と深く結びついているところの心理的側面における特徴が認められる。その詳細は後で述べるが、ここにはまず、臨床的に重要な事実として、本病ではしばしば心因性誘因が著明に認められること、また病者の病前性格に一定の特徴があり、これがその経過を規定するのに重要な役割を果たしていることに注目したい。

まず本疾患群は本来は内因性に発病するもので、環境的因子は関係がないはずであるが、実際には外因性、ことに心因性動機が発病の誘因として認められることが決して少なくない。心因性動機としては経済的困難や職場での対人的葛藤、近親や愛人との離別などがもっとも多いが、幼時期以来の家族的葛藤、ことに両親や同胞との感情的葛藤が誘因となっているように思えることもある。この点についても後に述べるが、ここで問題になるのは、これらの心因性動機は本病者の場合、つねに強い感情的衝撃の結果として精神的疲労、不眠、食欲不振をきたさしめ、それに続いて本来の精神病的症状が発現することである。本疾患群の発病当初の病歴にこのような精神的緊張ないし過労、睡眠障害などを認めない場合はむしろ少ないのであって、これは本来の憂鬱病的症状ではなく、むしろ憂鬱病を誘発する動機であり、これがジャネ（P. Janet）の言を借りれば「心的エネルギーの浪費および人格機能の低下」をきたさしめる原因となっているのである。

次に本病群の患者では、発病前からその性格に一定の特徴が認められることが多い。躁鬱病の病前性格についてはクレッチマーの循環性性格に関する記載が有名であるが、下田光造博士[14]はクレッチマーの力説した円満、社交的な面よりも、むしろ几帳面、真面目、熱中性などの面をあげて、これを執着性気質と名づけられたが、これは重要な所見であると思う。変質性精神病の病前性格については一般には統合失調性性格の範疇に属するものと考えられているようであるが、予後の良好な統合失調症では本来の破瓜病とは相当異なった性格特徴が見られるということはクレッチマー、M・ブロイラー、クロード（H. Claude）など、立場を異にする多くの人々によって記述されている。ことにクロード[15]は統合失調症を器質的疾患としての「早発性痴呆」と性格反応としてくる統合失調症との二つに区別し、前者ではその病前性格は温和で特色がないに反し、後者では敏感、偏屈などの複雑かつ分裂した性格が認められるといった。私も予後のよい統合失調症では内閉的傾向〔自閉傾向〕とともに依存的または攻撃的傾向、あるいは外界への積極的な働きかけの傾向が見られることを認めた。ことに変質性精神病では易感性、過敏、頑固など純粋な内閉的性格とは異なった特徴を示し、また上述した几帳面、熱中性などの執着性気質が見られ、本来の統合失調症よりはむしろ躁鬱病や癲癇に近い性格特徴を示すものである。そしてこのような性格者では何らかの心因性動機にたいして過度に強く反応し、そのため、先に述べたような過労状態をきたすことが多いと思われる。一例をあげれば、

症例7

二十三歳の男。几帳面、真面目、勤勉で勤め先の信用が厚い。二年前から勤め先の会社の経理をまかされていたが、今年六月から税の問題で徹夜を続け、その後大きなことを言ったり、外を出歩き、お盆の催物に身分不相応な金を寄付したりしたが、ついで憂鬱になり、不眠、罪業念慮があり、家のなかに閉じこもり、会社のことを心配する。電撃療法によって回復した後、「仕事を始めると徹底的にやる方なので、疲れていても気づかない、そのうちに頭が痛く眠れなくなり、それが続くと気が大きくなって誇大なことを言うようになる。以前にもこれと同じような経過で神経衰弱になったことが二、三回ある」という。

この例では几帳面で熱中的な性格者において、過度の緊張にもとづく過労に続いて躁状態が軽度に

現われ、ついで憂鬱状態になっている。これに似た現象はきわめて多くの症例の発病当時の病歴に発見される。

次にこの躁状態と憂鬱状態との交代という現象を、主としてジャネのエネルギー的見地からさらに考えてみたい。

2　躁鬱病的周期の構造

ジャネ(16)は宗教的内容を有するさまざまの精神症状、すなわちヒステリー症状をはじめ、軽躁状態、憂鬱状態、至福感を伴う昏迷状態、などを周期的に示す患者マドレーヌの経過を観察し、彼独自の見地からその経過の解明を試みた。次に彼の考えにもとづいて、変質性精神病の周期的経過の構造を明らかにしたいと思うのであるが、それにはまず彼の感情学説について簡単に説明する必要がある。

彼は初期には抑鬱状態をも精神衰弱の一形態と考えたようであるが、後期には両者を区別した。かつ感情を「行動の強さや速さを統制する機能」と考え、感情に次の四つの形態を区別した。

(1)　努力の感情　これは個体の心的エネルギーの量に余裕がある場合に現われ、行動を促進させるように働くものである。

(2)　疲労の感情　心的エネルギーが過度の消費により減退し始める時に現われ、行動を制限するように働く。

(3) 抑鬱感情　エネルギーの減退が極度に達し、行動が全然停止される時の感情で、悲哀感、絶望感として体験される。

(4) 勝利の感情　過剰のエネルギーが余分に消費される状態であり、勝利感、喜びの感情である。

そして彼はこれらの統制機能の組み合わせによって、種々の感情的ニュアンスを明らかにしようとした。たとえば不安とは努力感と抑鬱感との混合であり、躁的感情に疲労感が合併すると至福感(béatitude)となる。また同情と反感、愛と憎しみなどはこれらの統制機能が対人行動に結びついた場合である。同情や愛は心的エネルギーの豊富な時に起こり、また対人行動が容易なような人にたいしては同情や愛が起こる。反感や憎しみについても同様のことがいえる。

さてこのような立場から、反応性に来たる躁鬱病的な感情の動揺を分析してみよう。病者は何らかの心因性動機により過度に緊張し、努力の感情状態に入ると、容易にその状態から抜け出ることができない。正常の人は努力の状態がある程度続けば、疲労の状態に移行し、休息によってエネルギーの回復を計るのであるが、彼らにはこの「休息」という統制機能が不可能になっている(軽躁状態)。そしてこの状態が続いて、心的エネルギーの低下が一定度以上に達すると憂鬱状態に入り、行動の完全な停止が現われる。憂鬱状態がある程度続いてエネルギーが回復すると、しだいに回復するが、時に回復期に一時的な軽躁状態が見られることもある。つまり憂鬱病は努力から疲労への切りかえがうまくいかないために起こるといえる。また上述した通り、憂鬱状態は行動の停止によるエネルギーの蓄積過程であり、躁状態はその過度の浪費状態であるといえるのであるから、憂鬱状態はエネルギーの経済の平衡を保つため自然の防衛機構であるともいえる。

このように躁鬱性の感情の動揺は「行動を量的に統制する機能」の障害であって、精神衰弱のごとく「心的緊張力〔心的緊張〕の低下」つまり「人格的行動水準の質的な低下」をきたすのとはやや異なっている。しかし、実際には両者が合併してくる場合の方がむしろ多いのであって、臨床的に見られる躁状態の多くは人格水準の低下を伴っている。その発現機構としては、

(1) 反応的にきた努力の感情の持続による過緊張状態（または軽躁状態）に引き続いて、心的緊張力の低下がきたり、そのために生じた過剰のエネルギーにより派生現象（derivation）として躁状態がくる場合。

(2) 過度の努力の状態のためにきた憂鬱状態において、ふたたび努力の感情が加わり興奮（agitation）の状態を呈する時は、エネルギーは蓄積されず、却ってますます消費され、その結果人格水準が低下、(1)の場合と同様に躁状態をきたすにいたる。

要するに、私は単なる休息機能の消失のみで人格水準の低下のない軽躁状態と、人格水準の低下による派生現象としての躁状態とは一応区別した方がよいと思う。後者においては、その症状はしばしば緊張病的興奮と区別できなくなることがある。（もちろん、憂鬱状態においても、人格水準の高さの程度によって、その症状には一定の相違がありうる。）

以上の説明は一見やや仮説的に見えるが、憂鬱状態が逃避的防衛反応であることはA・マイヤー

（A. Meyer）も認めていることであって、臨床的な観察によっても、ジャネの説明がよくあてはまる場合は決して少なくない。

上記の症例7を以上の見地から、もう一度検討してみよう。過度の緊張による過労の状態は本人自身「仕事を始めると徹底的にやる方なので、疲れていても気づかない、そのうちに頭が痛く、眠れなくなり……」と述べているごとく、休息機能の消失した状態であり、ついで人格機能の低下を伴う躁状態が現われたと考えられる。そして躁状態による心的エネルギーの浪費のため、続いて憂鬱状態がきたのであろう。

症例8

十八歳女子、内気、温和、友人少なし、高女五年在学中、成績優秀、父親は厳格。父母が学校へ行くなといい、また小遣いが少ないので不満であった。六月末頃学校で気分が悪くなり寝込んだ。心悸亢進を訴え、女医に往診してもらった。注射を受けると治るが、しばらくするとまた増悪する。女医に対する態度は甘えるようであった。しだいにわがままになり、寝たり起きたりの状態であったが、九月末以来、躁状態になった。

十月四日入院、爽快性、多弁であるが、演劇的、小児的である。電撃療法により回復。回復する前に一時心気症的であった。

本例は心因性動機の明瞭な、心因性躁病ともいうべき例であるが、症例7とは異なり温順、小児的な性格者において、心的葛藤によるエネルギー浪費のため、心気症、興奮を伴う憂鬱状態をきたし、続いて人格水準の低下を伴う躁状態が現われている。

同じく憂鬱→躁の経過をとる時も、回復時に、蓄積されたエネルギーが一時的に放散されるためと考えられることがある。鬱病において電撃療法や持続睡眠療法が奏効した際、しばしば軽い躁状態がくることがあるが、これはこのような機構によるのであろう。

以上の見方からすれば、変質性精神病は躁鬱病的な感情の動揺を示しながらも、心的エネルギーの動揺が、むしろ「心的緊張力の低下」「人格的行動の質的な低下」として現われやすいような病型であり、彼らは素質的に「人格水準の急激な低下」をきたしやすい人であると考うべきであろう。そしてこの場合、妄想－幻覚状態や緊張病的状態にまで人格機構が低下することは、エネルギー的に見れば心的エネルギーの消費を少なくすることであって、これも憂鬱状態と同じ意味で、エネルギーの平衡を保つための自然の防衛機構であるといえる。(17)

要するに躁鬱病者および変質性精神病者は心的エネルギーの平衡を適当に保ち、行動を適当に統制する機能を営むことができない人であるが、他面においては何らかの原因による心的エネルギーの変化にたいする防衛機構の強力な人であるともいえる。これに反し、精神衰弱者は心的エネルギーの変化に慢性かつ消極的に適応するのみであって、急激な増悪はきたさないが、回復への傾向も少ないのである。ジャネの比喩を借りれば、精神衰弱者はいつも支出の方が収入より多いため、しだいしだいに財産が少なくなる商人であり、周期性精神病者は大きな損失をして、これに対応してただちに商店を小さくして、ふたたび財産を蓄積する能力を持った商人であるといえよう。急性に増悪する周期性精神病者の予後の良好なのも、このような理由によるのではなかろうか。そして先に述べた周期性精神病者の臨床的特徴、たとえば心因性に誘発されやすいとか、性格特徴に執着性傾向が認められることが多いなどという事実も、このような心理的機構と深い関連を有するのではなかろうか。

さて、いうまでもないことであるが、以上の説明において、感情の動揺を「行動の量的統制機能の障害」と考え、また種々の精神症状を「人格的統一機能の低下」の現われとする見方は決して精神症状の心因性発生（Psychogenese）を主張するものではなく、むしろ精神‐身体的統一体としての人間の行動の病態を行動心理学的側面から把握しようとするものであって、この見方は身体的側面からの精神障害の原因の探究と矛盾するものではない(18)。のみならず、われわれの見方は、行動の原動力としての心的エネルギーの統制機能を大脳生理学的に明瞭にすることによって、はじめて完全となるといえるであろう。

ただし、以上の見地は人格機能の解体の結果としての症状構造を形式的エネルギー的側面から明らかにすることはできるが、これだけでは症状の内容的・衝動力学的側面を把握することはできない。以下に本病群の根底にある、主として生活史的に規定された病者の衝動および欲求の力動的構造について論ずることにしたい。

変質性精神病の衝動力学的構造

まず精神分析学派の躁鬱病にたいする見解を簡単に記述する。

フロイト（S. Freud）は人間心理のうちに、自我、エス、超自我の三部分を分かち、エスにはエロス的本能（リビドー）と破壊（攻撃）本能または死の本能とが含まれているとした。また自我は外界を知覚し、外界と交渉するためにエスの衝動の一部から形成されたものであり、超自我は幼時における両親との同一視の機構により、エスの破壊本能のエネルギーと結びついて形成された、いわば無意識的良心である、とする。

次フロイト[19]は憂鬱病における罪業感、卑下感は超自我が自我を征服し圧迫している状態であるとした。また彼は憂鬱病者は愛情の対象の喪失により、対象にたいする攻撃性を自己の内に摂取された対象に向け、そのため自己喪失感、罪業感が訴えられるのであるとした。またアブラハム[20]（K. Abraham）、メラニー・クライン[21]（M. Klein）などは、鬱病者では愛情の対象の摂取は、病者が口唇－サディズム期に退行しているため、口から愛情の対象を体内に摂り入れるという形でなされるとし、その証拠として病者の食人的空想や食思欠乏などを挙げた。その他、これと同様の意見が多くの学者によって発表されている。これに反して、躁病については、これを自我が超自我の攻撃から解放された状態として説明されているのみである。

私たちは正統的な精神分析的探究を行った経験はないが、数年前から主として予後の良好な多くの精神病者について、その生活歴ごとに幼少時からの両親との感情的関係を調査している。そしてそのうち躁鬱病および変質性精神病の過半数において、家族ごとに両親にたいする感情的関係の異常が見出され、ことに強い躁鬱病的色彩の強いものでは、家族にたいする敵意（Hostility）が（多くは依存的傾向と結びついた形で）発見されたのは顕著な事実であった。ただし、これはこれらの精神病を内因性のものと考え、その環境的要因についてはほとんど問題にしなかった私たちには、相当驚くべき事実のように感じられたのであるが、実はこれはアメリカでは、精神分析学者のみならず多くの臨床家によっても一般に認められている事実にすぎない。しかし、この事実から、たとえばこれらの病者の憂鬱性症状をただちに「攻撃性の自我への摂取過程」として理解してよいか否かははなはだ疑問であると思う。

問題を簡単にするために、ここでは次の二つの疑問だけをとり上げ、これにたいする私の考えを述べることにしたい。

(1)　これらの病像の発現契機となるものは、前述した通り多くは経済的、職業的または愛情的な現実的葛藤による精神的過労であって、幼少時からの近親との複合体的葛藤が直接の原因であることは少なく、複合体的葛藤は現実的葛藤による心的エネルギーの減退を条件として、はじめて表面に出ることが多い。したがって複合体的葛藤は症状の原因ではなく、単に症状内容を決定するものではないであろうか？

(2) 上記のごとき、抑圧された敵意は鬱病のほかにも、強迫神経症、パラノイア、癲癇の一部にもしばしば見られ、その症状形成の原動力をなすといわれている。かつこれらの病者の性格には、鬱病者と共通した特徴すなわち頑固、几帳面、熱中性などが種々のニュアンスを伴って認められており、これらがいずれも広義での攻撃性傾向に属することが注目される。この場合、これらの病者に見られる共通した性格特徴は幼少時からの敵意的複合体の結果であるのか、むしろ逆に敵意的複合体がこの素質的な性格的傾向の産物ではないのであろうか？

まず私たちの観察した症例のうち、最も顕著なもの二、三を記載することにしよう。

症例9

実業家の長男、高商時代憂鬱病様となり中退、次で父の軽金属会社の経営をやり、緊張病性興奮により入院治療、十日間で回復。ついで結婚、応召、軍隊時代は好調であったが、帰ってから共同組合の仕事をしふたたび緊張病性興奮をきたした。その症状は「自分は太陽だ、……星の世界も自分の領分だ」など支離滅裂であるが、誇大的である。入院後、インシュリン療法は効果なく、持続睡眠療法によって回復。退院後も憂鬱性、心気症性状態となり、「自分は統合失調症だから治らない」といい、一歩も外へ出ない状態が三年くらい続いたが、本年九月入院、電撃および持続睡眠により、だいたい回復した。

生活歴　父は典型的なワンマンで、頑固、几帳面、厳格。母は温和。弟二人あり、末弟も一度軽い憂鬱病になったが、その後元気である。本人の性格は後輩からは慕われ、義理固く、熱中性であるが、青年時から平常でも劣等感に悩む。

本人は幼時は父とはほとんど接触なく、祖母と母とにわがままに育てられた。中学入学後、父に厳格にとり扱われ、自信をなくした。高商に入学できたのも父が「校長に頼んだためだ」と考えた。憂鬱病となり、高商中退したことも、劣等感の原因となった。その後二回の緊張病性興奮はいずれも業務上の過労のためであるが、その背後には父に対する被圧倒感と敵意とが絶えず内在した。最近三年間の憂鬱状態はこの複合体に関係があると考え、電撃や持続睡眠の傍ら、精神療法的な処置をとった。回復時、十数日間刺激性、多弁の状態をきたしたが、しだいに平静に復した。本人は回復後「先生に話を聞いてもらってから、自信ができた」といっている。

本例において、父に対する敵意を主とした両価性態度が、病像構成上大きな役割を果たしていることは疑いないが、過去二回にわたる緊張病性興奮はいずれも過労による心的緊張力低下が誘因であり、生来の「人格水準の不安定性」を考慮に入れずしては理解できない。

また本人が循環性性格で、本質的には父のそれに類似していることは明らかであり、本人の父親への敵意的傾向も、このような素質者が攻撃的傾向の強い父親の影響を受けたため形成されたと考えるのがもっとも自然である。（もちろん、私たちは本人の幼時期の精神分析的探索は行っていないので、本人における口唇－サディズム的複合体の存否については何も言えない。もしそれが発見されたとしても、これが素質的なものか、環境的に形成されたものかは容易に断言できないであろう。）

症例10

二十六歳、指物業、次男。長男は戦時中、空襲で死亡した。他に妹一人あり、三年前結婚。本人の性格は社交的、活発、積極的で仕事に熱心である。季節の変わり目に気分がふさぐことがある。

本人の父は厳格で我が強く、実母は本人十五歳の時病死したが、その後継母が六回変わっている。

昭和二十六年の秋、結婚の話があったが中止となり、ついで強い憂鬱状態となった。強い自殺念慮があり、刃物があると衝動的に自殺しはしないかと思い、恐ろしくて仕事ができない（強迫衝動）。同年十月には一人で乗鞍岳に登り、自殺しようとしたが、中途で思い止まった。その後も現在まで自殺念慮、劣等感、不眠、「人に会いたくない」という所見が続いている。

二十七年四月、外来で電撃療法を一回受け、次のことを自発的に自供した。「本人は父が厳しいので幼時から恐かったが、十歳の時金を十円盗んだのを叱責され、土間に投げつけられ、一瞬意識を失い、これ以来従来のように腕白でなく、内省的になった、爾来表面は従順であったが、父に対する抑圧された敵意が持続していた。妹が結婚した後、はなはだ淋しく感じ、昨年結婚の話がもち上がったが、父のわがままのため結婚がとり止めになり、このとき心労のため不眠が続き、ついで憂鬱になった」

本例は数回の電撃療法と精神療法的処置により回復し、今まで言えなかったことを父に全部話し、父と別居することになって、まったく元気になった。

本例は前例より症状が軽く、憂鬱状態以上には進行しなかったが、その自殺念慮や罪業感はやはりわがまま、専制的な父にたいする抑圧された敵意の自己への摂取による症状と考えられる。しかし結婚の中止とこれに伴う心労が憂鬱状態の直接誘因となっていることは明らかである。また本人は以前から軽度の周期的気分動揺を示し、また広義の攻撃性性格に属することも疑いない。

なおこの二例のごとき父への敵意的傾向のほか、母親への敵意が見られることもあり、また依存的傾向が表面にでてくる場合も少なくない。ただ依存的傾向が著しい場合は自罰的反応よりも、易感性関係妄想［敏感関係妄想］のような他罰的反応がいちじるしい場合が多い。この点については荻野[22]の論文を参照されたい。

さて、ここに問題としたいのはこれらの症例においては欲求衝動の力動的機制が症状の構成要素として大きな役割を果たしているとしても、それだけでは病像の全体を充分に説明することは不可能であり、そのためには私が前節に述べたような「行動の量的統制機能の障害」や「心的緊張力の低下」の機制をも併せ考える必要があるということである。

ジャネは心的エネルギーなる概念をフロイトのごとく内容的に規定することなく、かつこれを「人格的統制機能としての意識的自我の段階的構造」の根底となる力であるとし、この意識的自我と無意識的な衝動との対立抗争という事実にはほとんど触れなかった。もちろん彼も無意識的葛藤の重要性を知っていたが、彼はこの葛藤は「心的エネルギーを浪費させる」点で病因となると考えた。これに反してフロイトは自我のエスおよび超自我との対立が神経症の原因であるとし、かつ自我はエスからそのエネルギーの一部をとり入れて形成された外界との交渉機関に過ぎないと考え、もっぱら無意識的衝動の力動的構造の分析に力を注いだ。そして神経症の症状は自我のうちに反映された無意識的衝動の現われであるとし、自我そのものの構造について重要視しなかった。また精神病的状態における自我の変化の様相も結局は無意識的衝動の退行機制によって規定されていると考えているように見える。（たとえば統合失調症を原始的ナルシズム［ナルシシズム］への退行なりとするごとき。）しかしナシュト[23](S. Nacht) もいうごとく「自我構造はリビドの退行過程と必ずしも平行するものではない」。このことはきわめて日常的な観察によっても明らかに証明し得る事実であって、たとえば電撃療法によって急性精神病やヒステリーの自我の機能が回復することは、それだけでは必ずしも衝動の病的な力動的関係が改善されたことにはならない。

要するに、意識的自我の統制機能と衝動の力動的機制とはある程度独立な二つの機能であって、自我統制機能の障害を衝動障害の側面のみから説明することはできない。上掲の症例においても、父親への抑圧された敵意が発病の原因ではなく（この葛藤がジャネのいうごとく「心的エネルギーを浪費」させることになって自我統制機能を低下させていることは考えられるが）、発病の直接の誘因は現実的な心的過労であり、そのための憂鬱状態を背景として、はじめて敵意の自己への摂取という機制が表面化することができたのであると思われる。また症例9では病勢が緊張病性興奮にまで進行したのに、症例10では憂鬱状態に止まった理由もおそらく病者の自我そのものの相違によるので、これを衝動の力動的構造の相違によって説明することははなはだ困難である。(同様に敵意の投射の機制が関係妄想の段階に止まるか、影響症状群にまで進行するかも、その背後にある人格構造の形式的変化によるので、これをリビドの退行というごとき仮説によって説明することは困難であろう。)

もちろんフロイトもこの問題を見逃しているのではなく、その後期の著作[24]では「自我はその構造と自律性とを維持しながら、現実の要求とエスおよび超自我の要求とを同時に満足させねばならない。自我はその比較的または完全な衰弱によって、この仕事を実現することができなくなり、病的な状態をつくり出す。自我は内的葛藤により衰弱しているから、この葛藤の解決により、自我を援助してやらねばならない」といっているし、また最近では「自我の精神分析」の重要性が多くの人によって論じられている。しかし上述したような自我統制機能の障害が、どの程度まで衝動の力動的機制の自我への反映として説明しうるかは、将来の問題に属すると思われる。

なおエー[25](H. Ey)はジャクソン的立場から、神経症や精神病の症状の精神分析的説明は症状の陽性(positive)な面しか捉ええないといい、精神病のみならず神経症においても、高級な人格統制機能の障害、ジャネの「心的緊張力の低下」の現われとして陰性(negative)症状を前提としてのみ、より低級な精神活動の顕現としての陽性症状が出現しうることを主張した。エーの議論にはあまりに図式的な点も少なくないが、彼が神経症においても陰性症状が存在することを力説したのは注目すべきである。臨床的にも神経症のあるものは電撃療法、持続睡眠療法などによっていちじるしい改善を見るのであるが、これを衝動の力動的構造の変化によるものとして説明することははなはだ困難であろう。

（このような説明の試みも二、三見られるが、成功しているとは思えない。）むしろこれらの療法は自我統制機能に作用するもので、たとえば電撃療法は、ドレー（J. Delay）の言うごとく、間脳機能を調整して、制止された心的エネルギーを解発するものと考えた方が妥当であろう。（もちろん神経症の治療はこれだけでは充分でなく、根本的な治療はその機能を回復した自我が、その内部にある無意識的葛藤を洞察し、解決することによって完成するものであることはいうまでもない。）

またエーが（これはフランス学派全体の傾向でもあるが）神経症と精神病との相違を単に程度の差として、両者のあいだに絶対的な区別を認めないのも注目すべきである。この見方は少なくとも、私たちの問題としている精神病群については正しいと思われるのであって、たとえば症例10のごとき症例について「神経症か躁鬱病か」という議論を何度繰り返しても得るところは少ないのである。むしろ私たちはこのような症例にたいしては「どの程度まで神経症的であり、どの程度まで内因性であるか」をできるだけ詳細な臨床的分析によって決定することに努めなければならないと思う。

最後に躁鬱病およびこれに近縁の精神病にみられる敵意複合体と、これらの病者の病前性格における攻撃性傾向との関係については、われわれは今のところ十分な資料を持っていないので、はっきりした結論をくだすことはできない。しかし上掲の二例について見ても、いずれも父親の専制的な性格が本人の敵意的複合体を形成する大きな要素となっていることは確かであるが、このような家庭環境的因子のみを複合体形成の原因と考えることはできない、いわんや彼らの性格的な攻撃的傾向そのものが環境的につくり上げられたものとはとうてい信じられない。少なくとも上掲の二例においては、本人の攻撃的傾向はむしろ遺伝的性格素質によるものであり、この素質が父親にたいする反応として敵意的複合体を形成するにいたった要素の一つであると思われる。一般に専制的な父親にたいする息子の反応は敵意的にも、依存的にも、逃避的にもなりうるのであって、そのいずれが選ばれるかは息子の側の素質の如何によるところが大きいと考えねばならない。この素質の相違をどの程度まで精神分析的に「リビドの初期発達段階への固定」として捉えうるかは別として、環境的要因の重要性を力説するあまり、生来性の素質の相違を無視することは誤りであると思う。この問題のさらに詳しい分析はまた他の機会に譲ることにしたい。

文　献

（1）Gaupp u. Mauz: Z Neur. 101 (1926).
（2）Kretschmer: Z. Neur. 48 (1919).
（3）Schröder, R.: Z. Neur. 60 (1920), Z. Neur. 105 (1926).
（4）Kleist: Arch. Neur. 23 (1926).
（5）満田　精神神経誌、四六巻（昭和十七）。
（6）Bleuler, M.: Krankheitsverlauf, Persönlichkeit u. Verwandtschaft Schizophrener etc. G. Thieme, Leipzig, 1941.
（7）Lange, J.: Monogr: Neur. u. Psychiatr. 31 (1922).
（8）村上　異常心理学、岩波書店、一九五二、二〇九 f
（9）村上　医学春秋、第一集、金芳堂、一九五〇。
（10）村上　精神神経誌、五〇巻（昭和二十三）。
（11）Gjessing: Arch. Psych. 109 (1939)

（12）加藤　精神神経誌、五五巻（昭二十八）。
（13）Delay, J.: Methodes biologiques en clinique, psychiatrique, Masson et. Cie, 1950.
（14）下田　精神神経誌、四五巻（昭十六）。
（15）Claude, H.: Annales méd. -psychol. 1926, I.
（16）Janet, P.: De l'angoïsse à l'éxtase, 2 vols.
（17）村上　医学、一〇巻（昭和二十六）。
（18）Filloux, C.: Tonus mental, P. U. F. 1951.
（19）Freud, S.: Ges. Schriften V. Trauer u. Melancholie.
（20）Abraham, D.: cit. Fenichel's Psychoanalytic Theory of Neuroses. 1945.
（21）Klein, M.: Int. Z. f. Psychanalyse, 23, 1937.
（22）荻野　精神神経誌、五五巻（昭二十八）。
（23）Nacht, S.: De la pratique à la theorie psychanalytique, P. U. F. 1950.
（24）Freud, S.: Abrégé de psychanalyse, P. U. F. 1951.
（25）Ey, H.: Etudes psychiatriques, I. 1945.

影響精神病とセネストパチー

1

一八五二年ラセーグ（Ch. Lasègue）によって記載され、ついでファルレ（J-P. Farlet）によって補足された慢性の経過をとる特有なる被害妄想病、すなわちラセーグ－ファルレ型の被害妄想病は大体クレペリン（E. Kraepelin）の系統性パラフレニーに相当するものであって、のちにマニャン（V. Magnan）はその症状を精細に分析し、これと幻覚を伴わぬ偏執狂との区別を明らかにし、ここに有名なる系統的経過性慢性妄想病（délire chronique à evolution systematique）の概念が形成された。フランス精神病学における慢性幻覚性精神病（psychose hallucinatoire chronique は Magnan）の病型をその核心とするものではあるが、その範囲はより広く、他の種々なる病型が記載されており、要するに主に中年以後に発し幻聴、稀に幻視、被害妄想、影響妄想、憑依妄想、体内感覚（coenesthesie）の異常を伴い、慢性に経過し、人格の崩壊著明ならざる一群の統合失調症を総称するものであって、多くのフランス精神病学者はこれを早発痴呆とは区別すべき一疾病単位と考えている。ただしセグラ（L.-J.-E. Séglas）はマニャンの慢性妄想病における幻覚は自動性感情（sentiment d'automatisme）、または影響感情（sentiment d'influence）を伴わない精神感覚性幻覚であるとし、他の精神運動性幻覚および聴覚性仮幻覚をきたす精神病と厳密に区別した。後者に属するものはセイエ（A. Ceillier）によって影響精神病（délire d'influence）として詳細に研究され、その本態は病者の意識的人格の一部が分離し（心的自動性［精神自動症］automatisme mental）、その心的自動性が外部の因子の影響として感じられることにあるとされた。このセグラ的な見解はクロード（H. Claude）をはじめフランス精神病学者の間にはきわめて広くゆきわたっており、彼らのほとんど大部分によって承認されていると言ってよいが、クレランボー（G. de Clérambeault）のごとく心的自動性の本質についてまったく異なった見解を主張する人もある。

ここに報告せんとする初期影響精神病の一例は精神病学の臨床においてはむしろ平凡な症例にすぎないが、人格の崩壊がいちじるしくなく、心理学的反省とその叙述が明確な点で多少の興味があると思われる。

○田○子　二十九歳　昭和十五年一月十三日、京大付属医院精神科入院。

遺伝歴　父は陰気で無口な方、母は元気で話好きの人であったが三十七歳の時肺結核で死亡。弟が一人あり無口であるが勤勉、目下出征中。父方にも母方にもいちじるしい遺伝的精神神経学的負因を認めぬ。

既往症　満期安産、身体的には健康、著患を知らない。

現病歴　昨年八月頃より、かつて争ったことのある人の声が聞こえるため不安になり、食事もとれぬことがある。何か見えるという時もある。道を歩いていても他人が自分の噂をするようで外出できなくなった。他人との応対には異常なく礼儀を失することもない。食欲も普通。大学病院に入院すれば治るかという希望をもって本人自ら進んで診察を受けにきた。

身体的所見　体格中位。特記すべきことなし。

精神的所見　顔面表情の動きがやや乏しいようであるが、礼容整い談話の態度も普通。

以下インシュリン療法開始以前の約一カ月間問診の結果を整理し、かつ二、三の考察を付加することにする。

幼時より性質は内気であるが頑固、負けず嫌いで怒りやすく、またむしろ多弁な方であった。小学校時代は成績良好、友人も多く、戸外での競技を好んだ。尋常六年のとき裁縫の時間に命ぜられた仕事が巧くゆかず、友人より完成が遅れたので自分は他人と同じように仕事することはできないのではないかという危惧を抱き、かついらいらした。劣等感、他人との競争感ともいうべき感情を意識したのはこのときが最初である。小学校卒業後一年にして母を失い父とともに○市に出で、父は飲食業を始め、本人は広島県立病院において見習い看護婦となり、看護婦の免状をもらってから約三年間同病院に勤めた。看護婦になってから、他人の仕事、たとえば注射器の消毒などを始めから終わりまで注意して観察しなければ気がすまないような感じを抱くようになった。他人の仕事に絶えず気を奪われ、他人のしていることを自分も繰り返しているような気がしていらいらする。その後ますます著明になった「他人にひっぱられるような感じ」はこのとき初めて現われた。本人はこの間の事情を「負けず嫌いなので他人に負けまいと思い他人のすることが気にかかりそれでかえって落ち着けなくなったように思います」といって説明する。しかし五年間看護婦の仕事は無事につとめ、昭和七年辞職し、父の飲食店で働くことになったが、父との仲は円満でなく親戚の店（同じく飲食店）に泊まり込んで手伝いしていたときの方が多かった。この時代には他人の動作を気にすること多く、「ひっぱられるような感じ」もしだいに強くなった。

昭和十三年五月、些細な、しかし本人にとっては重要な意味を持つ事件が起こった。親戚の店へ手伝いに行き、使用人（朝鮮人）に庭の掃除をするように命じたところ、使用人は命令に従わず、口答えをした。この事件は本人に強い印象を与え、そのころから自分がのろいために人に負けるという感じはますます強くなり、かつ折にふれ上記のできごとが思い出された。

この時代では対人的行動に伴う感情はすでに明らかに病的であり、たとえば他人が戸を開けて入ってくると、「自分がまたがれるように思う」「人が自分を乗り越えるように思う」。また自分の思うことが素振りに出るような気がして気にかかった。たとえば親戚の人がきて玄関で下駄を脱ぐような場合、「私はその人の欠点をよく知っているので私の素振りや動作にそれが現われます。すると先方もそれに応じて動き、動作をし終わる工合がお前は意地悪だといってるようにとれるのです」。こんな感情は他人のある動作に関連して起こり、かつ「他人の動作の始めと終わりが気にかかる、それに拍子をとる」。

また自分が何かの動作をする場合、たとえばお膳を床に置く時、「自分の動作がのろいので人にかぶせられるように思う、拍子をとられるように思う」。

また人がバケツを置いて音を立てると、その音にひっぱられる。その音に何か意味があるように思う。人が負けたのだろうと言ってるように感ずる。（それが声になって聞こえたのか？）「いいえ、その頃はバケツの音を聞いて後からいろいろ考えたのです」。この場合過去の事件の想起、とくに親戚の人との感情問題や以前の使用人との口論など、不愉快な事件の想起を伴うことが多い。

以上の陳述のなかの「かぶせられる」「乗り越えられる」などの言葉の意味については、「人に先廻りされることとです。それがとても強く感じられるので、たとえば人が下駄を脱ぐと自分の頭の上へ下駄を脱がれたような気がしますし、人が音を立てて座ると自分の頭の上へ座られたように感じます」という。また「拍子をとる」とは「他人の動作が自分の予想するように終わるのです、他人のやることと自分の身体の調子が合うのです。また自分では何かする時にそれが調子に合ってるので、いらいらすることもあります。お膳を置いた時その動作が拍子に合うと自分でやったのではないような気がし、他人に従っているようで気持ちが悪いのです」。

以上の陳述は患者自身健康であったと考えている昭和十四年七月以前の状態に関するものであるが、この時期にもすでに社会的生活はそれに伴う感情的障害によって著しく病的となっていることがわかる。自己の行動が充分なる能動意識を伴わず他人の影響として感じられる（拍子に合う）。また周囲の物音が不思議に疑問的であり意味があるように感じられる。

また自他の行動がはっきりした区別を失ってくる。「拍子をとる」のははじめは他人の動作にたいしてであるが、自分の動作にも適用される。たとえば水道のねじを廻すような動作も拍子に合っているように感じそのため自分の動作でないように思う。また「動作の始めと終わりとが気にかかる」のもはじめは他人の動作にひっぱられる場合であるが、しだいに自分の行動についても適合するようになる。物事を始めようと動作を開始しようとする場合、もっとも障害が著明になるのである。（水道のねじを廻そうとする時、お膳を置こうとする時。）

また「人が下駄を脱ぐと自分の頭の上に脱がれたような気がする」というのは影響感情が本人の敗北感、劣等感と密接に結合していることの象徴的な表現と見られる。

しかしこの頃は行為に伴う感情的反省は完全な幻覚の形をなしておらず、日常生活における行為の障害もなく、患者は外見上はある程度まで社会生活が可能であった。ついで十四年七月から病状はさらに一段の進展をしている。

昨年七月頃からしだいに「耳につく」ようになった。それ以前から物音や対人的交渉に際していろいろな反省が浮かび、考えまいと思っても浮かんできて苦しんだ。「もう何も考えまいと思うとますますいろいろな考えが浮かび、それに自分で問答して、しまいに自分の考えがなくなってしまうような気がしました」(思考断絶［考想奪取］Gedankenentzug に類似する現象と思われる)。幻聴は最初はそのような時に自分の考えが突然有声考慮［考想化声］として現われたのであった。「はじめは何か考えている時だけでした。口論した相手のことを考えていると蠅が止まるような短い間だけ「しっかりせい」などというような気がしました」。ついで「七月の暑い日に公園から疲れて帰ってきて台所で手を洗おうとすると突然眼の前が暗くなったような気がしてチカチカッと白い光が見えました」「この時から何かしようとすると耳につくようになった」。またはっきりしないが、人がガヤガヤ低い声で何か言ってる声が畳の下から上がってくるので、友人と話しながら手でそれを払いのけようとする動作を繰り返して友人に怪しまれたことがある。この低い声と何らかの動作に際して「耳につく」声とは明瞭さにおいていちじるしい違いがある。一時耳につくことを本人自身予期して行動する場合もあった。ある時つまみ食いしたら「ツマミ食イスルナ」と聞こえるのではないかと思ってつまみ食いしたらやはり聞こえたことを記憶している。

ついで八月本人がきわめて重要視している次のような体験があった。「八月のむし暑い夜周囲の者が自分のことを言ってるように思い、それに私がああでもない、こうでもないと問答して、もう私には言うことがない、負けだと思って自分で息がつまりそうになりました。そして顔中に人の呼気のようなものがかかるような気がして額に稲妻のような白いギザギザの線が見え、それが額に痛いような感じがしました。それと同時に「天皇陛下は（日本人？）」という声が聞こえたように思いました。この時から人の言うことが私の思うより先になりました。自分の考えたりしようとすることを人が先に言います」。本人はこの時から精神に異常のあることを感じた。「その時から本当に気違いになってしまうのではないかという気がしました」

その後の経過は多少の消長はあるが、だいたい同様であるから一括して述べる。

聞こえてくる声の主は主として喧嘩の相手、親戚の人々、弟などでありその内容は「しっかりせい」「負け惜しみするな」「日本人ではないか」「天皇陛下にそむけ」「いろきちがい」など、弟の声は本人を慰めるようであり、親戚の人々や喧嘩相手の人の声は本人にたいして批評的である。本人はそのために非常に苦しむ。ただしこのようなはっきりしたものではなく「低い声で何か言うようですが、はっきりわからずいらいらすることがあります」とか「考えが頭の中から抜けていきます」とか「考えが胸のところで声になってそれと一緒に胸から「いき」が出ていくようです」などという訴えも同時に存する。また周囲の人が何かラジオのような器械で考えを放送しているという考えも一時あったが「現在ではそんなことは考えません。ただ何となく怖いような気はしますけれど」と言う。

また本人は幻聴の内容をある程度まで説明することができる。「日本人」「天皇陛下にそむけ」などは以前の口論の相手が日本人でなかったことに関連している。「いろきちがい」というのは「水商売でいろいろな人を相手にしていたからでしょう」と答える。

また有形考慮［考想化視］(Gedankensichtbarwerden) に属する症状もある。耳につく時は話している人の顔が目に浮かぶ（親戚、弟など）。のみならず聞こえる時は「影」が眼のあたりに浮かぶ（多くの場合本人の顔の右上に現われる）。かつその影が言葉の長さに応じて大きくなるように思う。何か考えていると、それと同時に影が屛風をはぐるようにパラパラとひろがってゆくように見える時もある。何か考えている時に現われるのであって何も考えない時は現われない。「考えが先へ出ます、聞こえるようでもあり眼に浮かぶようでもあり、どちらかはっきりいえません」とも言う。

また思考そのものがいくぶん対象化されて考えられる時もある。「考えが頭の中をぐるぐる回っているような時があります」

なお「三年前に喧嘩した時眼の底がチカッとしたように思いました。今でも眼の底がチカッとするとその人の声が聞えてきます」。また知人が何かの時に足踏みするのを想い出していたらその足がぼんやりと見えた。

影響感情は以前よりさらに著明になっている。歩行、就寝、洗面など日常すべての行動に際しかつ行動の方向を転じようとする際にいちじるしい障害を感ずる。また本を読もうとすると眼が本の中に吸いこまれるようになって書いてあることを考える余裕がなくなる（ただし読書反響は著明には認められない）。「何かやりはじめようとすると拍子が取れずうまくゆきません」。「前に進もうとすると誰かにひっぱられるようです」。また「歩いてきてすぐ止まろうとすると耳につきますから、もう一度少し歩かなければ止まれません」。この場合は自分の意志で何かしようとすると声が聞こえそのため自分で行動したという感じがなくなりいらいらするのである。

以上の訴えを見れば自己の行動に伴う感情的反省が有声考慮の形で現われ、それが外界に投射されて自己所属感が消失する過程を明瞭に観察することができる。ただし本人自身はこの移行が連続的であることを承認しない場合もある。単なる行動に伴う感情的反省、あるいは副次的な情緒的想起と耳につくことは本人にとってまったく別の事実であり、本人自身「何か考えるとそれが耳につく」と訴えるにもかかわらず、幻聴として現われた思考内容は本人にまったく外的 fremd な感じを与える。すなわち幻聴体験が、本人の思考内容から出発することは本人も認めるが、体験形式としては幻聴と本人の思考とはまったく別種の心理学的構造に属する。

なお八月の夜の発作は種々の異常感覚、幻視および触覚的な幻覚を含み本人にも非常に印象的であり、しばしばその体験を繰り返して訴える。かくのごとき異常体験によって、その精神的症状が一歩ずつ進行することを自覚してそれをはっきり述べているのは注目すべきであって、精神症状の構造の変化が連続的でなくある区切りをもって行われることを推察させる。

しかしながら、一方においてこれらの種々異なった精神症状の構造は同時的にも存在することを認めねばならない。すなわち本人の思考内容と幻聴、幻視とのあいだに関連はすこぶる曖昧であり、幻覚自身の間でもあるいは幻聴が幻視を伴い、あるいはその二つの間の区別が不明瞭であり、幻聴自身の体験形式もけっして一様ではない。たとえば最初に「蠅の止まるほどの間」聞こえた短い言葉「しっかりせい」「養生せい」などという言葉は明瞭であるが長い文章をなした言葉はしばしば不明瞭であり、時として単に「止めようとしても頭に浮かんでくる考え」などというものと区別がつかないことがある。

私はこの場合グルーレ（H. W. Gruhle）初め多くは人々によって論じられた幻覚［偽幻覚］と仮性幻覚との区別、またはその知覚性格等に関する問題には触れずむしろただちにこの思考内容が自己にたいして外的となるのはいかにして可能であるかという問題に進みたいと思う。これはシュレーダー（P. Schröder）によって器質的原因によるものと仮定されたのであるが、これらの症状の心理学的な発生条件をさらにくわしく観察するとこの間の事情がある程度まで理解できるように思う。本例においては幻聴などはある程度まで患者の全体的精神状態と関連し、その発生を時として自己の意志で左右できる場合もあるように見える。すなわち「指を折って数を数えたり何度も同じことを口のうちで言っていると耳につきませんが、傍に物音が聞えたりするとすぐ気持ちを乱され耳につきます。一度気持ちを乱されるとそれを統一するために長いあいだかかります」「しっかり両手を握りしめていると耳につきませんが、それは長い間続きません。次第に緊張が弛んで身体の力が紙をはぐように段々にとれていくように思われます。考えが外へ出ていくように思われるのでそれを食い止めるために首を振ったりするのです」。すなわち器械的な身体運動によって耳につくのを防ぐことができ、反対に空虚な気持ちでいると聞こえることが多い。そして一旦聞こえ出すと自分がふみつけられたようになり、「自分の考えがなくなってしまう」「自分が死んだようになり、なくなってしまう」。またぼんやり過去の想起に耽っている時に、いろいろな考えが出て不安な気分になり、ついに息がつまるようになると、そのとき見えたり聞こえたりするのである。また行動に際して耳につくのを防ぐために数を数えて拍子をとったりすることもある。

要するに幻聴は本人の意識を統制することによってある程度まで減少する。すなわち「数を数えて指を折ったり」「手を握りしめて緊張したり」することは自己意識外に逃れ出ようとする副次的思考の流れを止め、幻聴を少なくすることになる。ぼんやりとして過去の想起に耽っている時は幻覚は増加する。かく考うれば種々の心的内容、とくに過去の情緒と結合した副次的思考が本人の自己意識から逃れ外的なものとして考えられることが幻聴を形成するのであって、それには自己意識の緊張度が重要なる関係を有することが認められる。さらに説明すれば心的内容の一部が自己意識の範囲外に出、それが自己反省によって外的なものとして認識されるという過程そのものが幻覚であって、本人の場合自己意識からの逸脱は意識的な努力である程度まで制止されうる。

この意味でしばしば本人の訴えている事実は興味がある。「考えまいとするとますますいろいろな考えが浮かび、考えがなくなってしまったような気がする」。すなわち思考の過程が一度中絶し、思考が意識から逃れ去り、そしてそのとき幻聴として自己の思考が対象化される。そして「息がつまってなにも考えがなくなった」状態に続いて幻覚が現われると「自分がふみつけられたような」不愉快な感じを伴う受動的な状態に陥るのである（すなわちグルーレの被圧倒感〈Gefühl von Vergewaltigtsein〉である）。

もちろんこのような心理過程は追体験の不可能な現象であり本人自身にとっても奇怪な恐怖感を伴う体験である。自己の思考が対象的なものとして自己反省に映じたとき、それがいかなる現象学的構造を有するかはわれわれにまったく予想できないことであるが、ただそれがしばしば訴えられるような感覚的性質を備えたものとして現われるのではないかという想像が許されうる。しばしば論ぜられる幻覚の感覚性は、この新しい心理学的現象の表現に際し患者によって必然的に付加されるものではないか。もちろんこの感覚性の問題はきわめて複雑であり、セグラの内的言語過多症［内言語過剰 Hyperendophasie による言語運動要素、あるいは時として直観像的素質等が感覚性にたいする重要な契機をなすことは否定できないであろう。ただし本例ではいちじるしい直観像素質は証明しなかった。

また幻聴として現われる心的内容は思考障害によって発現した副次的思考であり、そのため一見その患者の心的状態との関連が理解されえない場合、さらに幻聴内容自身が全く無意味であるかのごとき外観を呈する場合もあるであろう。ただし本例においてはこの現象がいちじるしくない。

なお最近C・ツッカー（C. Zucker）は思考断絶（Gedankenentzug）、意味体験幻覚などを「機能分析」の立場から詳細に研究し、だいたい私の述べたような見解に到達した。彼は心的過程を、背景としての全精神内容から形像を取り出す傾向として考える。かつ傾向の機能を二つに分けて考えることができる。第一は背景としての質料（感覚、運動意向、経験、記憶など）から形像を自発的に形成しようとする傾向であり、第二は形成された形像の連続として考えられた経験の流れの方向を決定し予料する機能である。前者を一次的質料傾向と名づけ、後者を二次的な普通の体験内容では自己観察に当たるものとする。統合失調症においては両者の関連が緊密でない、かつ一次的な質料傾向すなわち形像形成作用が異常をきたしその結果として思考の副次的産物が現われ、この予料されなかった産物は病者によって外的なものと感じられる。意味体験は二次的な予料傾向（自己反省）に含まれえない心的内容の自覚として理解され、同様に幻聴内容は副次的思考が自己反省の機能によって外的と感じられたものであるとしている。

ついで影響感情すなわち行動領域における能動意識の障害も本人の行為に際しこの能動性が自己に属するという感じを失い外界の影響として感じられる場合であって、この意味では影響感情は幻聴と同様の心理学的構造を有する。ただし少なくとも本例においては次の二つの場合が認められる。(1) 行動の意志そのものがただちに「拍子をとられる」「ひっぱられる」ように感ずる場合。(2) 行動を開始せんとする時その意志が言葉として外化され、したがって本人は自分で行動しても他人に従っているように感ずる。この両者のうち本例では上述したように前者がまず現われ、ついで自己の意志が言語として対象化されるようになると本来の影響感情はかえって軽度になる。すなわち幻聴が単なる作為考慮［作為思考・させられ思考］(gemachte Gedanken)、あるいは心理的幻覚の段階にある場合は影響感情は著明であり、それが明瞭に外界に定位されると影響感情はかえって弱くなる。かつ完全に対象化された幻聴はそれを説明するための二次的な物理的影響妄想、憑依妄想を形成するにいたるが、これはもちろん原発的な主観的にもきわめて特殊な体験であるところの影響感情とは区別されなければならない。

本例において二次的な妄想がほとんど発展しないのは患者がある程度まで自己批判力を保有しているためではないかと思われる。

また本人は上述したように物事の始めと終わりとが気にかかるという訴えをしばしば繰り返すが、これは影響感情が自発性を要求する場合にいちじるしくなることを述べているものとして考えると興味がある。

2

セグラは影響精神病の症状を人格重複（dédoublement de la personnalité）という言葉で形容した。しかしわれわれの場合人格の重複は完全でなく、また人格の統一が可能になる場合もある。時として「拍子をとられる」ことによって独立した自己の意識を失う場合があってもつねに自己の分離した心的内容にたいする自己反省を有し、むしろこの自己反省が強烈であるために病的現象の構造はかえって明瞭になっているといえる。いずれにしてもこの心的内容の自己非所属感が本例の症状の一次的な障害であることはもちろんである。次にこの心的分裂（désagregation mentale〔*Ballet*〕）と呼ばれ、またドイツでは作為現象（gemachte Phäenomene）、自我麻痺（Ichlähmung）、影響感情等、種々の名称が与えられている心理的事実を本人の性格と過去の体験との関係においてさらに観察してみよう。

さて本人には疾病前より対人的行動にたいする劣等感あるいは敗北感が存し幻聴内容、影響感情等はいずれもこの心的複合との緊密なる関係において発展している。すなわち一方には他人に負けまいという感情と他方には圧倒されているという感情が対立的に存在しており、影響感情はこの二つの感情の相剋としてある程度まで理解できる。また幻聴内容は時々自己に好意的であり、時に自己を非難するものであり、いずれも不愉快な過去の追想と深い関係のあることが明瞭に看取される。

この場合本人の過去の生活体験と症状との関係は一般に内容と形式との関係として考えられている。すなわち幻聴あるいは影響感情は心理学的構造の形式的変化であり、性格あるいは過去の生活体験はそれに内容を与えるだけの意義しかないものである。クレランボーが慢性幻覚性精神病は器質的な原因を有する心的自動性と病者の性格の共生 Symbiose であるといったのはこの意味においてであって、彼の説は本症状群の形式的な障害とその内容とを明確に区別した点で価値あるものである。ただしこの形式的障害を彼のごとく機械論的説明によって解釈する場合と人格分裂というごとき心理学的原理によって説明する場合とは、多少の相違がある。事情はまったく異なるけれども、ドイツでもベルツェ（C. Berze）のごとく統一的な心理学的概念を統合失調症の根本原理とする人とグルーレのごとく数種の根本的な器質的障害を列挙する人とでは症状の解釈にいくぶんの相違を生じてくる。

さらにまたこの場合、本人の過去の生活体験が単に症状の内容を限定しているのみならず実にこれらの症状そのものの形式をある程度まで規定しているのではないかとも考えられる。ヒステリーの心理学的説明として意識的自我と両立することのできない因子が無意識界に抑圧せられ、それが種々の精神的、身体的症状として表現されるという考えは現在だいたい一応は承認されている。しからば本例の諸症状は自己意識内に共存することは許されているが、しかし一応自己の心的内容から排除され自己所属感を消失した本人の好ましからぬ体験すなわち心的複合そのものではなかろうか。すなわちこれらの症状を本人の情緒および人格の動力学的［力動的］（dynamisch）な機構によって生じたものであるとは考えられないか。この問題にたいしてフランスではクロードをはじめ多くの学者が影響症状群の心理学的発生の可能性を認めている。もちろん彼らもその根底に多くの場合器質的障害の存するのを認めるのであるが、これは心的水準の降下により心的分裂の状態を準備するだけであって症状群そのものは心理学的に説明可能であるとする。ことにジャネ（P. Janet）の最近の説、すなわち病者の人格意識が未開人あるいは小児におけると同様に不明瞭となり、行動の統制者としての基本的感情の異常によって社会的行動の自他の区別の混乱をきたすのがこれらの症状の本態であるとする説は多くの人によって承認された。

本例において今まで述べた症状もすべて対人的社会的行動の領域における障害として見ることができるのであって、人格の一部が自己所属感を失って、他人の所属と考えられるという現象はジャネのいう意味での社会的行動の客観化（objectivation）にほかならぬ。煩を厭わず本例の影響感情についてふたたび考えてみよう。一般に二人の社会人の間の命令服従という形式を有する社会的行動は未分化の状態ではその行動が命令者の行動か服従者の行動かが判然としない。かつ命令行動は服従行動よりエネルギーの消費が多いため、敗北感を有する患者は、人格意識が退行した心的状態において、一般に行動を服従行動として感ずる傾向をきたす。すなわち一つの社会的行動の重要なる部分を他者の行為であるかのように客観化して考えるようになる。かくて本例でも自分は何をしても負けるという敗北感からしだいに自己の行動を他人の命令にたいする服従として、「他人にひっぱられている」ように考えるにいたるのである。幻聴は社会的なる言語行動の同様なる客観化として理解される。このような考え方はあまりに症状解釈を心理学化しすぎるという非難が存するであろうが、一般に作為現象は単なる能動意識の障害ではなくむしろ他人による自己の人格への侵入感によって特徴づけられるものであり、影響精神病はジャネの意味での社会的機能の解体が一次的に発現せるものとしてもっとも理解しやすいと思われる。その根底に器質的あるいは身体的障害の存在が要請されうることはもちろんである。

ドイツではグルーレは統合失調症において真性幻覚と仮性幻覚とを明瞭に区別し前者においてはその患者の人格との間の関連を認めることに反対している。しかし理論的にはともかく実際的には両者の区別のはなはだ困難なことはベルツェも最近指摘した。その他シュレーダー、ベルツェ、C・シュナイダー（C. Schneider）らは心的内容の対象化としての幻聴を認めているが、上述の見解に最も近いのはブロイラー（E. Bleuler）の弟子H・W・マイアー（H. W. Maier）の見解である。彼によれば幻覚は強い情緒性複合［感情誘引性コンプレックス］katathyme Komplexe のみによってもきたりうる。その場合複合はまず意識混濁をきたさしめ、その素地の上に複合的内容を持つ幻覚が形成される。さらに統合失調症、癲癇等における幻覚においては意識障害はせいぜいその一部のみが複合によって来たり、ほとんどすべては根底に存する神経系統によって現われる。ただしその意識障害が前提されれば、幻覚内容はまったく情緒性に決定される。

もちろん器質的脳刺激症状としての幻覚については上述の見解はまったく適合しない。のみならず本例におけるごとき幻覚もある程度までは大脳局在論的な見地からの解釈が可能であることは、癲癇のアウラにおいて言語運動の人体からの分離あるいは幻聴が発作性にくるという事実によっても想像されるのであるが、これらの問題については後に再述することにする。

また本例においては患者の過去は外化されてはいるが、自己意識はそれから逃れることはできず、患者の生活はいわば過去の感情生活の絶えざる繰り返しであり、三年前の使用人との口論は今なお毎日反復して体験されている。（三年前に口論したときに眼の底がチカッとしました。今でも眼の底がチカッとするとその人の声が聞えてきます。）すなわち本人の人格の発展はある意味で停止し、未来への成熟を妨げられた生活は過去の感情的複合にまで逆行し、日々の生活は単なる過去の無限の反復としての意味しか持たなくなり、E・ミンコフスキー（E. Minkowski）のいわゆる精神的常同症の状態を呈している。かくのごとき人間学的存在様式の根本的変様はある程度までは神経症においても見ることができるのであるが、本例においてはその根底的な障害のためにその構造はより著明になっている。

この統合失調症性の存在様式変様はヤスパース（K. Jaspers）のごとく単に非了解的過程として消極的に限定することもできるがジャネの説に従い、これを社会的行動の機能解体として、すなわち人格の非社会化として規定すればその「非了解性」をより具体的に規定しうるのではなかろうか、この考えは諸家の統合失調症の人間学的な存在様式規定の試みの結果とも一致する（Kunz, Storch, Frostig）。

3

ジャネの「人格の心理学的発展」なる彼の近頃の立場を要約した一九二八年のコレージュ・ド・フランスの講義筆記によれば、人間の人格は長い歴史のあいだにしだいに人間的行動とそれを統一する感情とによって構成され社会的心理的統一であって、一個の独立した人格を保持することは未開人や小児には困難な、高級な作業である。その根底をなすものは姿勢反射、運動感覚、外界感覚などの統一としての身体的自己（moi corporel）であるが、しだいに社会行動の主体としての人間、社会的自己（moi social）が人格の重要なる部分を占めるようになる。人格の病理も人間の社会的行動の病理が大きな領域を占めるが、そのほかに身体的自己の病態も存在しうるであろう。離人症やカタレプシーはこの領域の人間的行動を統制する感情の障害として考えることができる。

次に本例における今まで残されていた症状、すなわち身体的自己、身体的意識の障害について述べる。ただしこれは上述の社会的行為の障害と密接な関係にあり、完全に区別することができないのはもちろんである。まず離人症的な訴えから始めよう。

「自分が機械になってしまったように思います」「自分がゴム紐でできているような気がしたことがあります」「歩いている時自分で歩いてるのではないような気がします。そんな時は途中で止まって拍子をとらないと自分で歩いてるような気がしません」「何を見てもぼんやりしているように見えたり、また非常にはっきりしすぎるように見えることもあります。物が実際より遠くにあるように見えます。室の天井がとても高いように見えて恐いことがあります」

またこれに関連して自己像幻視（héautoscopie）も存在する。

「去年の十一月頃台所の掃除を終わってから自分で終わったという気がせず物足らない気持ちでいる時に眼の前に自分の形だけが浮き上がって見えました。一週間くらいそんなことが続きました」「歩いてる時に眼の前三尺くらいのところに自分の影が見えることがあります。気をひきしめて見ると消えます。永くは続きません」（はっきり見えるか？）「はい、しかし顔の形などは見えません。ぽっと白い影になって浮き上がって見えるのです」

すなわち本人の行動感が欠乏している時に見えるのであって次のような体験とある関係を持っているといえよう。「何でも人の命令を受けてやってるような感じです。おじぎをして頭を上げても頭が前に残っているような感じがすることがあります」「ねがえりを打つと自分の身体が残って自分の身体が二つになることもあります、しかしそれは反省すればすぐ消えます」「手が三つも四つもあるように見える時があります。床のなかにいて突然手を出した時に多いように思います」また「朝髪をすくために鏡を見るとどちらが自分かわからなくなり自分の体が鏡の中へひっぱりこまれるような気がします。そして自分の身体が消えるようで恐くなります」

すなわち離人症体験に類似しているが影響感情の結果として考うべきもの、および幻聴のあるときの「自分がなくなったような気がする」という感じと区別できない場合もある。「歩いていても自分で歩いている気がしない」という訴えは対象化された身体的自己が自己意識から分離しつつあることを示す。自己像幻視は上述したような幻覚と同一の機構により、この対象化された身体的自己が外化され画像として現われるのではないか。能動意識の障害のいちじるしいときすなわち一つの行動を終わったとき、または歩いて「拍子を取られる」ような感じのするとき現われるのもかく考うれば理解できる。メニンジャー－レルヘンタール（E. Menninger-Lerchenthal）はその自己像幻視に関する論文において自己像幻視と迷路機能との関係を力説したが、本例には次のような平衡感覚の幻覚も存在する。

「身体が軽くなったような気がする」「自分の体が地面より一尺くらい下にあるような気がしたり、また地面から浮き上がっているように思うこともある。また瞬間的にではあるが自分の身体が八〇度くらい傾いているように思ったり、周囲の窓から見た景色が傾いているように感じたこともある。これらの感じは瞬間的で反省すると回復する。また今でも時々病舎の食事の用意の物音が上の方の天井から響いてくるように思う」

また身体の一部の変形および位置の移動の幻覚も存する。まず足がねじれているように思うことがある。「小さい時に足をねじって座って食べていたので、その時の姿勢が残っているのではないかと思います」また「自分の気がひきしまらないので気をひきしめようとしても力がなく、両手が肩からとれてしまうように思うことがあります」(ほんとうにとれてしまうか?)「ええ、肩と手とが離れているように感じます」

また「時々身体の胸のところが消えてなくなるように思います、胸のところから息が逃げていくようです」(息とは?)「考えが逃げていくのです、考えが胸のところから外へ出ていきます」(言葉として?)「胸から声が聞こえるような気がしたこともあります」この場合思考の脱出と身体的自己の異物感とは緊密に結合していてはっきり分離できない。

「頭にさわるとまるで蜜柑の房にさわるように柔かくて脳味噌に直接触れるようです」「身体の表面が肉にさわるのと同じ感じになることがあります」さらに追求すると「内と外とが反対になってるように思います、頭の中がカラになって考えが外からきます。身体の表と裏とが反対になっているのです」すなわち本人の精神症状のために身体の内部が裏返しに外へ出ているように感じそれがただちに触覚領域に転移されるのではないかとも思える。また「夜床に入って眠れないでいる時、突然頭が下へ行ってお尻が上の方になりお尻から物を食べているような気がします。また頭に足がついているように思うこともある」（頭のどの辺についてるか？）「さあ、はっきりはわかりません」。かくのごとき感じは長く続くことはなく、本人自身それを明確に述べることはできない。また心臓だけが上下が逆になるように思うことがある。幻視の内容に自分の肋骨、骨盤、脳髄などが現われることもある。

上記の症状は一部分は神経学的な身体図式の障害にも類似しまた体内感覚異常［体感症・セネストパチー］（cénesthopathie）と呼ばれるものの一部をなす。クレランボーは心的自動性と体内感覚異常とが慢性幻覚性精神病において合併することが多いことを注意し、かつ体内感覚異常もまた一種の感覚性心的自動性なることを主張した。しかし上述せるごとき障害の心理学的意味およびその影響症状群あるいはクレランボー症状群との心理的関係を最も明瞭に説明したのはE・ミンコフスキーである。彼の論ずるところによれば自我の内的生活は通常他人の侵入するを許さぬ堅固なる統一体をなす。影響症状群の特徴はこの統一体としての心的内容が自我への従属感を失い、他人の影響として感じられることである。すなわち自我と他者との限界が不明確となり統一を失った自我はしだいに外界へ拡散する。この意味で影響症状群は自我の空間的な障害である。しかるに自己の内的生活が他人の侵入するを許さぬ統一体であるようにわれわれ自身にとって、われわれの身体的自己（moi corporel）は侵入することのできない統一体をなす。われわれは内省によってわれわれの身体的自己の内部の経過を知ることはできぬ。身体的自己の総体は自覚することができない感覚的には中性な一個の統一としてしか映らぬ。体内感覚異常者の訴えはこのわれわれ自身が侵入することができない身体的自己がその統一を失い、外界の感覚と同様なる性質を帯びて自覚されていることを示す。彼らの訴えが複雑なる比喩の形をとることがあるのは周知の事実であるが、それはその表現することの困難なる体内感覚を表現せんとして意識的に製作された比喩ではない。彼らはそれを事実上体験しており、単なる比喩ではないことを主張する。すなわち彼らの副次的思考が自己への従属感を失うと同時に外界的な対象性を持つにいたるように体内感覚の統一が破壊されると、それは対象化され外界の感覚と全く同様なる属性を有するにいたるのであると。かくしてミンコフスキーはこの両症状群を同時にきたしうるある根本的障害（trouble générateur）の存在を想像した。

この身体的自己とは古くはウェルニッケ（C. Wernicke）の身体精神（Somatopsyche）に相当し、シルダー（P. F. Schilder）の身体図式と呼んだものと関係する。身体図式は平生はわれわれの意識には上らないものであるが、幻覚肢およびババンスキー（J. Babinski）の Anosognosie などの神経学的症状の研究によりその存在様式が詳細に知られるにいたった。

ここで身体図式学説の歴史を論ずることは著者の力におよばぬことであるが、おそらく身体図式は個体発生的にも幼年時代からの絶えざる習練により視覚、迷路機能、皮膚感覚、筋肉感覚等の諸機能の統一結果として存在する身体的自己に関する意識であって、上述の諸機能を司る中枢性および末梢性の神経系統の破壊はただちに身体図式の解体または消失をきたす。とくに中枢神経障害に伴う身体図式症状は最近にいたって詳細なる記載が与えられるにいたった。また入眠時における、またメスカリン、インシュリンらの注射による、また器質的脳疾患者における、そしてそのいくぶんかはそれに伴う全体的意識障害によると思われる身体図式の解体現象についても興味ある二、三の報告がある（Federn, Beringer, Stengel, 広瀬）。本例の上記の症状も広義には身体図式の解体現象には相違なく、二、三の学者はこれらの統合失調症的症状をただちに大脳局在論的に論じようとする（Angyal, Gurewitsch, de Morsier）。

また癲癇のアウラにおいて幻覚あるいは言語運動の人格からの分離とともに離人症類似の体験も現われうることが知られている。ホッフ（H. Hoff）とペッツル（O. Pötzl）のいわゆる実験的 Anosognosie の一例においては、身体図式の分離とともに言語行為の人格からの分離が見られた。すなわち被実験者は自己の言語運動を意識することなく「自分の声に似た他人の声が室内の空間から聞こえてくるように思った」。これはセグラの精神運動性幻覚のある形態の模型的な再現である。

しかしこれらの神経学的症状と本例における症状とをただちに同一視することはやや困難である。少なくとも本例においては患者の心的状態と密接な関連にあり、耳につくときや気分の悪いときに一時的に現われることが多い。自己像幻視が心的水準の降下と関係あることはすでに述べた。また「気持ちをひきしめようとしても身体がバラバラになったようで、その時に手がちぎれて肩からとれているように思う」のである。さらに自己の思考の分離はただちに「胸のところから息が出ていく」ように体験される。また「考えが外からきて頭の中がカラになった」ようで、そのため身体の内と外とが反対になったように感じられ、これが「頭にさわると蜜柑の房にさわるようです」という訴えと関係があることを本人が述べている。足がねじれている感じは幼年時代の食事の時の姿勢が単なる想起でなく、過去の再体験として現われてきたのである。また一般にこれらの体験は夜眠ろうとして眠れない場合にもっとも多い。すなわち意識的人格の分離はそれとともに身体的自己の意識の解体、歪みをきたすように思われる。「物が遠くに見える」「自分が傾いているようだ」などの訴えも必ずしも視覚、迷路機能の神経学的損傷を意味せず、種々の機能的疾患においても現われる現象である。要するに本例ではジャネの人格の心的統一の破壊によって一方には社会的自己の分離をきたし他方では身体的自己の解体が自覚されている。同様の現象は大脳の粗大損傷の場合の神経学的症状としても現われうるが、その症状は全人格との関係がなく、局所的な症状として現われる。したがってこの場合の大脳局在論的所見をただちに統合失調症的症状の根底に指定することは穏当でないと思われる。クロードとエー（H. Ey）は神経学的な局所症状として現われ、本人がその現象にたいして批判力を保有する場合を幻覚症 hallucinose と呼び、知覚機能の孤立的解体（dissolution isolée）によるものとしてこれを本来の意味の幻覚と区別した。同様の区別はこの場合にも適用されうるであろう。

Ch・ブロンデル（Ch. Blondel）はその「病的意識」において統合失調症の症状の本態を言語的、社会的に合理化されえなくなった体内感覚にたいする人格の反応として説明した。デュルケム的な見方から考えれば言語機能、悟性的機能のみならず記憶、知覚、身体感覚などもその重要なる部分が社会的産物である。かく考うればCh・ブロンデルの「精神病の本質は病者が非社会化（désocialise）することに存する」という命題は身体精神領域の症状にたいしても適用されえよう。

以上述べたところによって本例の心理学的構造が充分理解されえたとは思わないが、その精神症状を分析し、これらが相互に深い内的関連を有することをいくぶん示すことができたと信ずる。
最後にセイエによれば影響症状群は影響精神病の主症状をなすほか他の種々なる疾病の一症状としても現われる。なかんずく本来の早発痴呆の症状としても現われる。フランスで早発痴呆と慢性幻覚性精神病とを区別する場合には前者に存し後者に見られない一般的な能動性欠乏、感情的同感の欠乏、無関心および痴呆などの症状によるのであって、この類症鑑別はすこぶる困難であろうと思われるが、セイエは次の三つの場合を考えている。

(1) 本来の影響精神病が慢性に痴呆に陥る場合。

(2) 精神症状によって一見病者が感情的無関心あるいは緊張病性症状を示す場合、たとえば幻聴が強い時はまったく外界との交渉が絶えたように見える時がある。

(3) 早発痴呆の初期症状としてきた場合。セイエは早発痴呆に影響症状群が完全な形で現われることはむしろ稀であるとし、これを早発痴呆の感情鈍麻のため意識的人格の分離が本人に充分意識されないからであると言っている。

本例を初期の妄想性統合失調症として観察する場合はもちろん上記の問題はおのずから解消する。なお本例は現在インシュリンショック療法を施行しつつあり、ショック回数二十回に及んでいるが、精神状態にいちじるしい変化が認められないことを付記する。

本例は同年六月十五日病状にいちじるしい変化なくして退院した。

要約

影響精神病の初期にある一症例を分析してその幻聴、影響感情が意識的人格から分離した副次的思考および自発性が自己に所属せざるごとき感想をもって自己反省の中に現われる現象として理解されることを述べ、かつこれらの症状と病者の性格、過去の生活体験との間の緊密なる関係を示した。同時に存在する身体感覚異常は人格の心的分裂とともに身体的自己領域の意識の解体が現われたものであるとし、神経学的身体図式解体現象との異同を論じた。

文献

（1）Angyal: Arch. f. Psychiatr. 102.
（2）Benedek u. Angyal: Mschr. Psychiatr. 101.
（3）Berze: Z. Neur. 142; Allg. Z. Psychiatr. 104.
（4）Binswanger: Z. Neur. 145.
（5）Blondel, Ch.: Conscience Morbide, F. Alcan 1914.
（6）Ceillier: Encéphale. (1924, 1927).
（7）Clérambeault: Ann. méd.-psychol. (1927).
（8）Ey, H.: Encéphale. (1937).
（9）Hoff u. Poetzl: Z. Neur. 137.
（10）Gruhle: Psychologie der Abnormen: Bumkesche Hdb. d. Psych. V.

（11）Gurewitsch: Z. Neur. 140.
（12）Lévy-Valenci: Précis de Psychiatrie, 2ème Ed. 1939.
（13）Lhermitte: L'image de notre corps, 1939.
（14）Menninger-Lerchenthal: Truggebilde der eigenen Gestalt, 1938. S. Karger.
（15）Maier, H. W.: Z. Neur. 13; Schweiz. Arch. Neur. 32.
（16）de Morsier: Encéphale, (1938); Annales méd.-psychol. II (1939).
（17）Minkowski, E.: Ann. méd.-psychol. I, (1927). I, (1929); Schweiz. Arch. Neur. 22.
（18）Mourgue: Neurobiologie de l'hallucination, 1932.
（19）Séglas: Lecons cliniques, 1895.
（20）Schneider, C.: Nervenarzt, 6.
（21）Schroeder: Mschr. Psychiatr. 68.
（22）Stengel: Arch. f. Psychiatr. 101.
（23）Wyrsch: Allg. Z. Psychiatr. 108.
（24）Zucker, C.: Arch. f. Psychiatr. 110.
（25）Janet: Evolution psychologique de la personnalité, 1929, Maloine Paris: J. Psychol. norm. et path.（1932）; Ann. méd. psychol. II（1938）.
（26）広瀬、精神神経誌（昭十四）。

パラノイア問題について

1　序　論

「パラノイア」という術語は精神病学においてはきわめて古い歴史を有し、以前には妄想を主症状とする慢性疾患はすべてパラノイアとよばれたこともある。しかし現在では本名称は、一般にクレペリン（E. Kraepelin）の限定し、定義した意味での疾病概念として用いられ、その後の多くの論議も畢竟クレペリンの定義から出発しているのである。しかしその後パラノイア（偏執病）にたいする見解はガウプ（R. Gaupp）、クレッチマー（E. Kretschmer）、O・カント（O. Kant）らのチュービンゲン学派、グルーレ（H. W. Gruhle）、ヤスパース（K. Jaspers）らのハイデルベルク学派、その他ブムケ（O. Bumke）、エワルト（G. Ewald）、ブロイラー（E. Bleuler）、ランゲ（J. Lange）、F・ケーラー（F. Kehler）最近ではK・コレ（K. Kolle）らの学者の種々な観点からの研究により、クレペリン当時とはいちじるしくその面目を新たにし、現今における本問題の動きを簡単に述べるだけでも必ずしも容易なことではない。とくに、K・コレの臨床的および遺伝学的研究は本問題領域に画期的な影響を与え、爾来パラノイアという名称はいちじるしくその適用範囲が狭められ、かつてこの病名下におかれた病像の大部分は一般に統合失調症の一部であるパラフレニー（Paraphrenie）の一種として考えられる傾向が存することはすでに人の知るところである。

ここで私は、二、三の自家経験例を挙げて、本問題の発展の状況についてできるだけ簡単に私見を述べてみたいと思う。クレペリンの偏執病の定義を挙げると、これは周知のごとく「内的原因により発生し、知能、意志、行動などがまったく侵されることなくして、しかも終始一貫せる妄想系統を形成し、慢性に発展する疾患である」というのであるが、この定義から当然問題となるのは、

（1）この定義にあてはまるような疾病がはたして存在するか

（2）あるいは存在するとしても、はたしてこれを独立の疾病単位とみなしうるや否や

（3）また本病の妄想の発生はいかなる機構にもとづくものであるか

などであって、これらの問題をめぐって多くの議論が闘わされているのである。

まず第一に経過においても、いわゆるパラノイアに属する疾病のなかには、しばしば周期性に増悪し、その間軽快するもの、あるいは精神病質的な妄想性態度のみが存続し、何らかの誘因があると判然たる妄想が現われるが、やがて状況の変化とともに妄想は消退し、単なる妄想性傾向のみが残存するという場合もある。このことはランゲもケーラーも認めており、本病の経過は必ずしもクレペリン

の定義にあてはまるもののみではない。

またクレペリンはパラノイアを内因性の独立の疾患とし、精神病質者が環境にたいする反応として示す妄想性疾患とは異なると考えたのである。（たとえばクレペリン自身の記載した難聴者の追跡妄想、あるいはビルンバウム（K. Birnbaum）の述べた長期懲役に科せられた精神病質者に現われる赦免妄想などはいずれも反応性のものであって本来のパラノイアではない。）しかし両者の区別は必ずしも容易ではなく、現に彼はその教科書の第八版においては、好訴狂［好訴妄想］Querulantenwahn を本来のパラノイアから分離して、これを精神病質者の外的環境にたいする人格的反応として独立せしめるにいたった。すなわち好訴狂に関するかぎり、これを単に「内因性」のものと考えることはできなくなったのである。（クレペリンの好訴狂とパラノイアの区別は、フランスのセリュー（P. Serieux）とカプグラ（J. Capgras）がパラノイアを権利回復妄想 délire de revendication と解釈妄想 délire d'interprétation とに分類したのに相当する。ことに彼らの権利回復妄想はクレペリンの好訴狂という概念を継承したもので、これと解釈妄想との区別もクレペリンとだいたい同様の見地からなされている。）

2　人格反応としてのパラノイア

ガウプおよびクレッチマーらのチュービンゲン学派の業績はパラノイアを性格、環境、および体験の三者の総合として了解的に説明せんとする方向へ発展せしめた点において重要な意味を有する。

ガウプはパラノイア問題が論ぜられる際には必ず引用され、すでに古典的となった、かの鏖殺《おうさつ》放火犯人小学校長ワグネル［ヴァーグナー］につき詳しい鑑定書を書いたのみならず、その判決決定（無罪）後もその経過の観察を怠らず、その文学的創作、手記の類をも詳細に分析し、一九三八年彼が精神病院において肺結核にて死するや、最近また彼の生涯と妄想とに関する総括的論文を草し、この典型的パラノイアの叙述において完全を期した。この例はもっとも完全に分析されたパラノイアの症例として興味あるものであるから、病歴の概要を以下に掲げることにする。

ワグネルは幼時より感じやすい性質で、名誉心が強く、長じてからは詩人的野心および社会改革的な夢想を抱くようになった。彼は性欲は強かったが、結婚には関心をもたず、また子供にたいする真の愛情を有しなかった。彼の自尊心は自慰を止めることができないため傷つけられたが、ある時酔いに乗じてひそかに獣姦を行い、その後、これを村の人に知られはしないかという恐怖、およびその行為にたいする自責感に苦しんだ。これはしだいに村人がこの自分の罪悪を知っており、そのことを噂しているという確信となり、ここに村人にたいする関係妄想が発現した。

ついで彼は自責感を家族に転移し、家族を全部殺してしまわねばならぬと思うようになり、また村人への憎しみは全人類にたいする憎悪にまで発展した。自己にたいする評価は劣等感と誇大的な考えとの間を動揺していた。最初は自分を生きる価値のない、駄目な人間だと思う時が多かったが、ある時は天才のようにも感じた。少なくとも彼はその詩人的才能には最後まで自信をもち、これが後年の精神病院における妄想の出発点となった。

かかる関係妄想の始まった翌年、他村に転任し、数年間はやや安静であったが、ふたたび村人の嘲弄を気にするようになった。ついに詳細な点まで計画された殺人企画が熟してきた。まず優生学的な意味から子供らを殺し、村に放火して偽善的な住民をみな殺しにする、など。彼は自分のような人間には特別な法律があるべきだと考え、自己の犯罪計画が世界を改善する意味をもつことを確信し、それを実行することは自分の義務だと考えた。この計画は数年間実行されずにいたが、彼が第三の村に転任し、ここでも酒場の噂になっているのを知ると、ついにその計画を実際に行った。

一九一三年七月四日朝、彼は眠っていた彼の四人の子供と妻を殺し、翌夜彼が以前勤めていた村の数家屋に放火し、九人を殺し、十一人に重傷を負わせた。ガウプおよびヴォレンベルク（R. Wollenberg）により鑑定され、パラノイアの診断の下に精神病院に移されてからも、彼の家族、村の住人、および全人類にたいする妄想的な観念は、時として力を失い、ある程度の病識も生じたごとくであったが、その犯罪にたいする真の後悔の念はついに見られなかった。彼は病室にて、以前から自己の使命と感じていた劇作を続け、ルドウィッヒ二世を題材とする「妄想」なる劇を作った。これは自己の体験を取り入れ、この皇帝をパラノイアとして取り扱ったもので、ガウプの言によれば精神病学的にも興味あるものであったが、この劇作がシュトゥットガルト劇場にて不採用となるや、ふたたび被害妄想をきたし、F・ヴェルフェル（F. Werfel）の劇は自己の作品の剽窃なりと考え、彼および彼の一味から迫害されていると信ずるにいたった。かくて環境により妄想内容はいくぶん変化したが、最後まで妄想的態度には変化がなかった。

さてガウプが最初この病歴を発表するや、多くの学者はこれが統合失調症に属するものではないかと疑ったのであるが、ワグネルが最近まで堅固なる人格を維持し、まったく知能の廃退を見ず、また疾病の経過が慢性かつ未治に終わったことはガウプの記述によるも明らかであって、この点ではクレペリンの定義とよく一致している。しかもガウプはこれを単なる内因性のものとはみず、上記したごとく、性格、環境、および体験の三者の総合にもとづく、換言すれば異常ではあるが、一種の人格反応として理解が可能なことを主張した。かく精神病的症状を了解心理学的に把握せんとする傾向は、チュービンゲン学派の特徴となるにいたったのであり、次にのべるクレッチマーのごときもこの方向にパラノイア学説を進めた人の一人である。

すなわちクレッチマーは彼のいわゆる易感性性格者〔敏感性格者〕（感じやすく、自尊心強く、しかも外部への行動が抑制されている型の人）における易感性関係妄想〔敏感関係妄想〕を人格反応の一種として記載した。これは神経質な易感性性格を有する人が、些細な動機により関係妄想、追跡妄想を抱くにいたるものである。次にわれわれの経験例のうち、これに相当するものを記載しよう。

症例1　○川○二　三十四歳の男　中学一年修了後逓信講習所を出、○○郵便局電信課に務めている。母の弟も神経質で本人同様の状態となったことがある。

本人は生来内気で口数が少ない。本人の自供によれば「私は元来気が小さくて無口ですから友人は以前から少ないのです。気の合った少数の人とは心やすく話せますが、人との交際には骨が折れる方です。前から他人と巧くいかなくて苦しんでいました。数年前まで、人の前へ出ると顔が赤くなって物が言えなかったのですが、最近はいくぶんよくなりました」

約三カ月前より妻の出産その他で疲労していたが、そのころから事務室で仕事中、自分が排斥されているように思うようになった。他人の話し声のなかに「知らずにやってる」という言葉が聞こえ、そしてこれが「自分が首を切られるのを知らずにいるという意味のような気がする」、それで一週間ほど局を休んだ。その後は出勤したり休んだりしている。他人の目付きや話し声が気になって落ち着けない。局に気のあわない人がいて、その人がいない日は工合がよい。

以上の状態で三年前京大精神科外来を訪れ、その後約二カ月間服薬静養した結果、ふたたび出勤できるようになった。その後も過労などにより、ふたたび被害妄想的となり、外来を訪れたことがあるが、目下のところは異常ないという。

本例の症状は、その大部分は人格反応として理解しうるものであって、予後良好な易感性関係妄想の範疇に属するものと考うべきであろう。しかしこの種の症例と統合失調症との区別は必ずしも容易ではない。本来の統合失調症においても、人格反応として理解しうる症状が決して少なくないことは臨床家がしばしば経験するところである。また一般に軽症の妄想性統合失調症においては感情疎通性の変化はほとんどなく、この種の症例においては人格的接触の障害の有無によってパラノイアと統合失調症とを鑑別するのはほとんど不可能なことはいうまでもない。

またクレッチマーはパラノイア性反応の種類を、病者の人格構造の相違によって説明せんとし、発揚性パラノイア（従来の好訴狂を含む）、易感性パラノイア、孤立性パラノイア（クレペリンの願望性パラノイア、たとえば恋愛妄想、発明妄想のごとし）に分類した。彼によれば人格反応の基礎をなす心的体験はすべて自己と外界なる両極間の緊張であり、主体は時には自己の優越、勝利、能動的行為の感じを抱き、時には反対に外界から圧倒され、劣等、悲哀、敗れの感じを抱く。前者が優勢な時は（精力的 sthenisch とよばれる）発揚性反応となり、後者が優勢となれば（無力的 asthenisch とよばれる）易感性反応となり、最後に無力性要素が人格を占領する時は孤立的性格となり、空想的妄想の世界に生きるにいたる。そしてパラノイアは上述の人格型が内的体験を処理せんとする特殊の反応形式であるとした。かくして従来好訴狂、被害妄想、嫉妬妄想、発明妄想、恋愛妄想等妄想内容によって命名されていたパラノイアは、その外界への態度の相違による人格的反応の異なれる形式として規定されることになった。

この問題をこの方向に追求していくと、結局その根底に存するパラノイア性性格なる精神病質的性格の構造について論ずる必要が生じる。ブロイラーは本性格の分析を試み、次の結論に達した。すなわち、(1) 分離しやすき、ただしヒステリーとは異なり、持続的で堅固な感情性、(2) 無力感を伴う自己感情亢進、(3) 以上の原因によって形成された内的葛藤を強化促進する外界の事情、(4) 理性と感情とが不均衡であり、感情が容易に優位を占める傾向（第四の条件のみではヒステリーや心因性妄想をきたすだけで、パラノイアにはならない。）以上の四要素が結合してパラノイアを形成するというのである。病者はその初期にその性格の欠点のため適応消化していけない外的事情に遭遇し、そのため強い不充足感に苦しめられる。しかも、みずからその欠陥を認識できず、これを外界に投射して妄想をきたすのである。

F・ケーラーもまたパラノイアを性格の障害によってきたるものと考え、とくにクラーゲス（L. Klages）の人格図式における「性格の質」すなわち自己維持と自己放棄の二方向に大別される人格的衝動の層の不均衡によるものであると述べた。これは単なる生物学的な生存をこえて、外界、とくに社会との交渉において人格的に発展する衝動力であって、いわば社会的人格の層とも考えられる。パラノイアがつねに自己の社会における存在様態に関する妄想であり、シュルテ（W. Schulte）のいうごとく共同性不充足（Wir-insuffizienz）による共同性の疾患（Wir-Krankheit）であることは本病の本質を理解するにきわめて重要な事実である。換言すればパラノイアは、たとえば躁鬱病のごとく、単なる気質、あるいはエワルトの意味での生的緊張（Biotonus）の疾患ではなく、社会的存在としての人格、社会における対人的交渉機能としての行動、思考、感情の病態である。すなわちケーラーによれば、パラノイアではつねに人格的衝動力の分裂、矛盾が存し、これが妄想発生の原因となる。たとえば被害妄想は自尊心の高揚と、それに矛盾する現実との葛藤の結果であり、発明妄想は自己の実現しえない生活理想の空想における実現である。この社会的衝動力の矛盾は偏執病の根底には必ず発見されるものであって、これのみでパラノイアが形成されるものではないとしても、これ以外の因子は結局補助的な意味しか有しないものであると。

かくパラノイアを環境にたいする人格反応と考えれば、ヒステリー、強迫神経症等とも類似した一種の神経症であり、ただ性格構造の異なるため、異なった反応形態をとったものにすぎないといえる。事実、ヒステリー性格とパラノイア性格との類似はしばしば顕著であって、本教室でもヒステリー性格著明なる一症例が「ヒステリー性パラノイア」と報告されたことがある。

3　パラノイアと他の精神疾患との関係

さて以上はパラノイアを性格反応の特異なる形式として観察する考え方について述べたのであるが、多くの学者は現在のいわゆるパラノイアなる疾患の大部分は他の体質性あるいは器質性疾患に属するものと考え、またランゲのごとくクレペリンにしたがって、これが一個の独立した疾患単位であることを主張する人もある。現在の重要な多くの学説を整理分類してみるとだいたい次のようになる。

(1)　躁鬱病圏に属するとするもの（Specht, Ewald）
(2)　統合失調症、あるいはパラフレニーに属すると考えるもの（K. Kolle, その他）
(3)　初老期疾患に属するとするもの（Kleist）

（4）独立の疾患なりとするもの（Lange）

以下簡単にこれらの説を検討してみよう。

1　躁鬱病とパラノイア

躁鬱病とパラノイアとの関係について最初に論じたのはシュペヒト（G. Specht）である。彼はパラノイアは躁鬱病的素因を有する個体の外界にたいする反応であり、躁的および鬱的なる両感情の混合せる病的猜疑（pathologische Misstrauen）の状態から関係妄想および被害妄想が発生するとし、パラノイアを慢性躁病の一種なりとした。この説はクレペリンによって否定され他の学者の間にも反対説が多いが、彼がパラノイアの原因を躁病的原因による自我感情亢進なりと考えたことは重要なる意味がある。一般にパラノイアにおける妄想が初期の関係妄想、被害妄想から誇大妄想に発展する理由として、患者が「自分がかくも迫害されるからには自分は偉い人間に相違ない」という論理的推論をなすのであるという説はマニャン（V. Magnan）以来の有名な議論であるが、シュペヒトのいうごとく、パラノイアには最初から自我感情の亢進が潜在的に存し、これが被害的あるいは誇大的妄想の発生に重大な役割を演ずるということも決して否定できない事実である。クレペリンはシュペヒトの躁病説には反対したが、パラノイアの重要なる性格的素因として自我感情の亢進を挙げており、その他クレッチマー、ブロイラー、F・ケーラー、ランゲらはいずれもパラノイア性性格には発揚性要素が（他の無力性要素との混合状態において）認められることを述べている。

またエワルトはシュペヒトの説を発展させ、彼自身の性格構造論にもとづきパラノイアは妄想性精神病質者に躁病的生気（Elan）が加わって生ずるものなることを主張した。彼は臨床的にすべてのパラノイアにおいて、あらゆる精神領域における異常に強き生的衝動による行動能力の増加を認め、また一般に生的気分（vitale Stimmung）の動揺が存し、妄想体験の発端にはしばしば沈鬱性が存することを認めた。しかしてシュペヒトにしたがい妄想発生時の病的猜疑なる精神状態は感情の発揚性要素と沈鬱性要素との混合状態から導出しうるとした。もちろん彼はF・ケーラーらのいうパラノイア性性格の存在を否定するのではないが、この異常を発展せしめ、持続的に自我感情を高揚せしめてパラノイアなる疾病を形成せしめるものは躁鬱病的な情緒の変化であるとする。エワルトの術語を用いれば、性格の異常と気質の異常との合併、反応性（Reagibilität）の異常と生的緊張（Biotonus）の異常との合併がパラノイアを形成するのである。

彼らの説はパラノイアの自我感情亢進と躁病の爽快性気分とをただちに同一視するなどの非難も存するが、必ずしも簡単に否定しない臨床的事実をも含んでいる。遺伝的にもパラノイアの近縁者にしばしば躁鬱病、少なくとも肥満性体質が発見されることもランゲ、K・コレらによって承認されている。ことに好訴狂の一部が躁鬱病圏内に属することはブムケをはじめ多くの人々によって認められているところである（いわゆる好訴性躁病 querulatorische Manie）。次に記載する症例は、多くの点でシュペヒトらの症例に類似するものと考えられる。

症例2　○島○雄　三十二歳の男　小学教員。

生来熱心で親切。熱狂的な点があり、多少わがままである。師範学校卒業時の成績は上位。一年半前に学校で恋愛問題で校長に注意されたことがある。その後教員生活がどうも面白くなく、昨年四月教員専修科に転じて勉強することになったが成績がよくなく落第点があった。本人は一生懸命勉強したつもりであるが、神経衰弱気味で気分が沈み能率が上がらなかった。

昨年十月ごろから時々興奮することとあり、自分の成績の悪いのは校長や主席教員が悪い点をつけたためであると、校長を恨み、一度校長と談判して、乱暴しかけたことがある。教官にたいする態度がやや高慢で礼容を欠く点がある。また学校教練の教官が自分の娘をもらうようにすすめ、自分が承知しないので点を悪くしたなどという。（教官に娘があるのは事実であるが、結婚をすすめられたことはない。本人は娘の素振りから判断して判ったという。）

なお教官にたいする態度が変わっているだけで、家族にたいしては異常の言動は全く見られないという。

入院後は感情爽快性に傾きやや饒舌で、自我感情の亢進が認められるが、その他動作言語に異常を認めない。妄想内容については詳細に説明し、自説を固持する。病識は全くこれを有しない。一年半ほど在院したが、時々阿諛《あゆ》的な微笑を洩して退院を懇願する以外に異常はない。しかし校長などにたいする被害的観念はまったく変化せず、細部においては、さらに詳細な解釈が付加された。

遺伝的には父が本人同様頑固な性格で訴訟事件を起こしたことがある。その他特記すべきことなし。
本人の体格は典型的な肥満性体格に属する。

本例においては生来のパラノイア的性格が、試験成績の不良なる事実にたいする反応として校長などにたいする被害妄想をきたしたものである。これとともに発生した教官の娘にたいする恋愛妄想は被害妄想を根拠づけるための材料となっているが、その発生機構は本人の亢進せる自我感情によって説明することができる。しかし本例の妄想を単に性格的要素のみから説明することは不可能である。ことにこの妄想の発端には、過度の勉強のための神経衰弱的傾向が存在したことに注意すべきである。この際の沈鬱性感情動揺が躁病的傾向と混合して、シュペヒトのいわゆる病的精神の状態をきたし、これが妄想の発展の有力なる動因となったものと思われる。

2　統合失調症とパラノイア

統合失調症の妄想型に属するものと、パラノイアとの区別は時としてはなはだ困難である。クレペリンは統合失調症の妄想型に属するもののうち、人格の崩壊をまったくきたさない病型をパラフレニーと名づけて本来の統合失調症から区別した。パラフレニーとパラノイアとは臨床的には通常幻聴の有無によって鑑別されているようであるが、これだけの拠りどころでは両者が何故に本質的に区別されねばならぬかは明瞭でない。

この問題を詳細なる臨床的研究によって追求し、ついに従来のいわゆるパラノイア、少なくとも好訴狂の一部を除く大部分のパラノイアは、実はパラフレニーに属すべきものなることを断定したのはK・コレである。彼は全ドイツの精神病院を歴訪しパラノイアの診断の付けられている病者を臨床的、体質学的、遺伝的の各方面から観察した。彼の研究の結果の興味ある部分を要約すれば、本病の発病は四十―五十歳頃であり、患者は肥満性体格を示すことが多く、また性的生活の異常を有するものが多い。これらの事実は以前から多くの学者の指摘したことであったが、彼は多数の症例によってこれを確証した。しかして、遺伝的には統合失調症の負因は普通の統合失調症の場合ほど著明ではないが、健常人の場合と比較すれば明らかに多い。また躁鬱病的負因は見られないが（コレは躁鬱病をきわめて狭い厳密な意味に解釈している）、肥満性体格の負因はいちじるしく多い。以上の事実を総合すれば、パラノイアは統合失調症因子が体質、発病年齢等のためその発現形式を変じ、より軽度なる形態で出現せるものであるという結論に達する。

この結論はブロイラーによって全面的に支持されたのみならず、ブムケもクレペリンのパラノイアが統合失調症圏に属することを認め、その教科書中には好訴狂および易感性関係妄想以外のパラノイアを統合失調症の条に記載している。かかる見地からいえば、本病は統合失調症の特殊なる一症候学的形態にすぎないことになる。この説は多くのパラノイアの症例に当てはまるのであって、たとえばガウプの症例ワグネルのごときも、遺伝的には著明な統合失調症的負因があり、その体質は典型的な肥満性体格者でありコレの記載とまったく一致している。しかしガウプはワグネルの疾病が遺伝的には統合失調症圏内にあるを認めながらも、その妄想症状は心理的に同感し理解しうるものなることを主張したのであるが、コレはこの点にも反対し、いわゆるパラノイア症状は心理学的了解の不可能なるヤスパースの病的過程《プロセス》に属するものであるとした。

この問題について論ずるにはまずヤスパースのパラノイア論について簡単に述べる必要がある。彼は多くの嫉妬妄想者を観察し、心理学的に了解しうる人格発展の結果として発現するところの嫉妬妄想と、「生涯ある時期に、心理学的にはまったく了解しえない異質的な心的現象が現われ、その結果として発現するところの」嫉妬妄想とを区別した。前者はガウプの意味での人格反応に属するものであるが、後者はだいたい従来のパラフレニーないし統合失調症に属するものであって、彼はこれに病的過程《プロセス》なる一般的名称を与え、その発現には心理学的に了解不能な何らかの生物学的変化が仮定されねばならないとした。その後ヴェスターテップ（Westertep）、ヘデンベルク（Hedenberg）らも妄想には心理学的に了解可能なものと、了解不能なるものとがあることを力説している。

コレは上述の見地から従来のパラノイアの症例の妄想を詳細に観察し、その妄想発生過程を分析した結果、これらの妄想には心理学的了解の不可能な要素が含まれており、この点でこれらの症例はヤスパースの病的過程に属するものであるとした。ことに彼はパラノイアの妄想発生の根底にもヤスパース、グルーレの「妄想知覚」（Wahnwahrnehmung）なる症状が認められることを主張した。

妄想知覚とは多数の統合失調症者の妄想の発端にしばしば認めうる症状であって、たとえば「町を通ると自動車が自分の前を横切った――これは自分が近いうちに殺される前兆だ」「台所の卵が破れている――われわれ夫婦仲のよくないのを誰かが風刺しているのだ」など単純な知覚事実が、それとほとんど関係のないような意味に、象徴的に解釈されることを指す。グルーレによれば、この種の症状は現象学的に記載しうるのみで、心理学的同感は不可能であり、その背後に存する身体的病的過程によって原発的に発現せる症状と考えねばならないとされる。したがって妄想知覚の存在はその疾患が身体的病的過程、ことに統合失調症なることの証拠となるものである。

かくK・コレはパラノイアの妄想の心理学的分析によって、それがパラフレニーに属することを推定したのである。しかしこのように妄想そのものを現象学的に分析することによってその妄想がいかなる疾病に属するかを診断することがはたして可能であろうか。

由来、妄想症状の精神病理学的研究においては立場を異にする二つの学派が相対立しているように思われる。その一つはヤスパースの流れを汲む現象学的立場であり、この立場に立つ人々は人格反応としての妄想と、統合失調症的ないわゆる「原発性妄想」［一次妄想］（Primäre Wahn）とをまったく本質を異にしたものと考え、後者は統合失調症的過程の直接の表現であって、現象学的な特徴（たとえば妄想知覚）の記述のみが可能であって了解不能のものと考える。これに反して第二の立場に立つ人は人格反応としての妄想と統合失調症的妄想とのあいだに絶対的な区別を設けず、統合失調症的妄想は病的過程による人格の崩壊のため、現象学的にはいちじるしい形式的特徴を示すけれども、その発生機構は人格反応としての妄想と類似する衝動力学的機構によると考えるのである。この立場は主としてチュービンゲン学派の人々、ことにO・カントによって主張されている。

さて妄想を了解可能なるか否かという基準によって区別することは、少なくともパラノイア性の妄想においては決して現象学派の人々のいうように容易ではない。たとえば上述のごとく症例ワグネルの妄想をガウプは人格発展と考うべきものと主張するに反し、コレをはじめ多くの学者はこれを統合失調症性のものと考えているのであって、同一の症例も立場の相違するにしたがってその判断を異にするのである。

また妄想知覚なる症状もその極端なる場合はもちろん、特異な病的現象であることを認めうるが、その軽度なるものは必ずしも正常心理と交渉のないものではない。ワグネルが「村人が自分の噂をしている」と確信する時、それが自己良心の声の外界への投射として了解すべきか、あるいは病的過程による原発的妄想なるかを区別することはほとんど不可能である。

一方、O・カントは妄想知覚とは決して原発的症状ではなく、統合失調症的人格変化の結果として発現した二次的症状にすぎないと主張する。われわれもまた妄想知覚を統合失調症的過程によって思考形態が変化したための二次的症状なりと考えたいと思う。A・シュトルヒ（A. Storch）らも述べている通り、妄想知覚は象徴的情緒的全体的知覚の性質が著明であり、この点において未開人および小児の心性と類似するところがある。おそらく統合失調症的人格崩壊過程において発現した、発達史的により低級な思考、知覚形態がこの妄想知覚となって現われるのであろう。したがって妄想知覚の典型的なものはもちろん、統合失調症に最もしばしば見られるが、統合失調症以外の疾患でも何らかの原因によって思考形態の解体が起こる時は類似の症状が現われることがある。したがってこの種の症状を統合失調症の特徴的な症状とすることは必ずしも正しいとはいえない。健常人でも心労煩悶等によって不決断状態にある時は、「下駄のぬぎ方」や「黒猫が道を横切ったこと」が不吉なる前兆として感じられることは稀でない。このいわゆる「縁起をかつぐ」という心理が病的心理と深い関係のあることはこれを統合失調症者にしばしば見られるような妄想知覚に属する前兆感と比較すれば明瞭である。

以下に記載する症例は、パラノイア性の病的猜疑と妄想知覚に属する症状とのあいだには判然たる区別がなく、むしろ漸次的な移行が存することを明らかに示すものであると思われる。

症例3　○井○厳　四十九歳の男子　僧侶。

生来神経質で物事を気にする性質であった。二年前養父が死去して住職の地位についたが、自分は住職になるだけの人格がないと感じ、また門徒総代の態度にたいし、いちじるしく猜疑的となった。その感情がしだいに発展し村人が自分を排斥しようとしていると考える。その頃から感情沈鬱性となり、また村人の言が自分を風刺しているように思われ、「どちらにでもとれるような二股かけた話ばかりしている」「自分を迷わせるような話しぶりをする」と考えた。入院約半年前ついに自殺を企てたが、その後状態はますます悪化するので入院治療を乞う。

入院直前には明らかに妄想知覚に属するごとき訴えが多い。「空腹でもないのに宿屋でパンを食べさせられたが、飲物も出してくれない。どんな意味かわからなかったが、一切れずつ食べるうちに、一切れ食べれば自分の筋肉が一切れなくなるのだと考えた」

入院後はインシュリン療法によっていちじるしく平静となり以前の考えが誤りであったことを認めるにいたった。ただし妻や門徒の態度にたいする猜疑心は完全には消失していないが、この猜疑心は本人の性格、およびその環境などから十分に理解しうるものである。

かくて家人の請いにより一応退院したが退院後数日にして病状ふたたび悪化し一カ月後再入院する。その自供するところによると「寺へ帰った当座は気分がよかったが、村の人に入院中迷惑をかけたので、お礼の挨拶をした。その時の自分の態度が高慢すぎて礼を失しているように思えて、それが気になって憂鬱となった。そのころからまた他人の態度が気になる。台所で妻が庖丁で菜を切っていると、自分の体もあのように切られるのだと感ずる。食事の時に魚の頭を切ったのが皿にのっていると頭を切れというあてこすりのように感ずる。その他、人が電灯をつけたり、お茶を入れてくれたりする動作がすべて意味があるように思える。」と言う。

しかるに再入院せしめ外界から隔離するとこれら妄想知覚的訴えは消失した。しかし妻が見舞いにくる日が遅れたり、手紙の日付が違っていたりするとすぐそれを気にし、猜疑的な態度は依然として残っている。

本例は典型的なパラノイアではなく、むしろ憂鬱病の色彩の強い統合失調症に属するものと考えられる。かつ平生から存する猜疑的傾向は本人の本来の精神病質的性格から十分説明できるものである。

しかし責任感による過労不眠などが持続し、憂鬱性気分が著明になるとともに病的猜疑はしだいにその構造を変じて、妄想知覚の色彩を帯びるようになる。すなわち本例における妄想はけっして原発性妄想とすべきものではなく、本来の人格反応としての妄想的傾向が病的過程による人格変化とともに、しだいに統合失調症的色彩を帯びるにいたったのである。事実妄想構造が了解不能の要素を増加するとともに、その人格の変化も著明となり突然泣き出したり、いくぶん感情表出の異常が著明となる。また一般的精神状態が回復するとともに妄想の構造も感情移入可能となり、時には病識も出現するにいたる。

以上論じたところにより妄想知覚等の現象学的特徴によって妄想が原発性のものか、人格反応性のものかを決定することははなはだ困難であることがわかる。いわんや妄想を単なる了解不能なりや否やの基準によって分類することはほとんど不可能であり、少なくともパラノイアとパラフレニーとの境界領域に存する疾患群を妄想そのものの現象学的分析のみによって鑑別せんとするがごとき試みは決して成功しないと考えられる。

しかし、これをもってただちにいわゆるパラノイアの大部分が統合失調症、あるいはパラフレニーの特殊なる一症候学的形態に属するというK・コレの結論が不当だというのではない。彼の遺伝学的臨床的研究の結果は今日一般に学界から承認されており、われわれも臨床的観察の結果から彼の説にだいたい賛同するものであるが、ただパラノイアがパラフレニーに属するからといって、ただちにその妄想が了解不能なる原発性妄想なりとは断定しがたいと主張するのである。パラノイアにおいては統合失調症的過程による人格の崩壊は最少限度にしか現われず、むしろ人格反応としての側面がきわめて著明となっているのであって、したがってその妄想の発生については衝動力学的、性格学的機構が主なる役割を演じているのである。

3　初老期精神病とパラノイア

初老期精神病がしばしば妄想症状を示し、ことに著明なる被害妄想を抱くにいたることは、臨床上しばしば経験する事実であって、以前から初老期被害妄想なる特別の病名さえ記載されているほどである。次に記載するのはこの「初老期被害妄想」に相当すると思われる例である。

症例4　○川○ね　五十六歳の女子　無職。

生来活発でよく働く方なるも腹を立てやすい。十年前主人に死別す。この時軽度に神経衰弱様となる。子供は二人あり、長男、長女ともに健全。一年前より時々疲労しやすくなり、何でもないことに腹を立てたりする。たとえば隣の人が自分の庭の樹木の枝を切ったといって（これは事実である）隣家へどなりこみ、その後も隣人の一挙一動を気にする。また睡眠不充分となり朝早く起きて家の掃除をする。長男およびその妻が自分を粗略にするといい、食事のたびに叱言を言う。きげんの悪い時は「家の者が自分をあなどる」といってどなり、それが三日―一週間くらい続くとふたたびいくぶん落ち着く。夜中に起き上がって家中を見回ったり、他人の話を立ち聞きしようとする。腹を立て、茶碗を投げたりする時も一度あった。

時々頭痛、眩暈を訴えることあり、睡眠は周期的に増悪するらしい。問診に際しては礼容まったく整然として、言語も明晰であり、被害妄想をもできるだけ隠蔽せんとする傾向がある。記憶力などの障害は認めないが、感情のいくぶん刺激性な点は見られる。

本例は初老期における人格変化が著明となり、被害妄想的傾向を示したものであって、性格的にも以前からいくぶんパラノイア性の特徴も見られるが、これだけではその妄想を十分説明できないと思われる。

クライスト（K. Kleist）は初老期における内分泌系統の変調に起因する感情の異常をパラノイアの原因とし、本病を初老期精神病に属するものとした。一般に初老期における感情の変化、ことに固執的傾向が妄想形成の重要なる要素となるであろうことは十分考えられることであって、初老性器質的症状（刺激性感情変化、記憶力障害）などが著明でない時は、パラノイアとすべきか初老期精神病とすべきかに迷うことも少なくない。したがってパラノイアの形成に初老期性性格変化が重要なる役割を演ずる場合のあることも、また決して否定できないと思われる。

そのほか中酒性［アルコール中毒性］嫉妬妄想と呼ばれるもののなかにも、統合失調症的色彩がきわめて少なく、生来のパラノイア性性格における人格反応として理解しうべき場合もけっして稀でない。かく本来のパラノイアであるか、症候性妄想症状なるか明瞭を欠く場合があることも注意すべきである。

4　独立疾患としてのパラノイア

かくのごとくパラノイアを、あるいは躁鬱病の、あるいは統合失調症の、あるいは他の器質的精神病の特殊なる症候学的形態と考える人々があるとともに、ランゲのごとく、クレペリンに従って、あくまでこれを独立の疾患と認めようとする人もある。もちろん彼も従来のパラノイアの多くが統合失調症の特殊型なることを認めるのではあるが、彼はこれとは別に独立なる病的因子によって規定されているパラノイア性素質の存することを詳細なるパラノイアの家族調査によって証明した。われわれの症例1においては遺伝的には父が本人と類似せるパラノイア性格の持主であり、その他にはいちじるしい病的負因を証明できない。この例をわれわれは症状学的見地からシュペヒトの意味での慢性躁病に属するものと考えたのであるが、遺伝的にはむしろランゲの主張する独立なる疾患としてのパラノイアとすべきであるかもしれない。

4　パラノイアの構造

以上述べたところによって、パラノイアは心理学的には環境にたいする人格反応として解釈しうるとともに、臨床的には統合失調症、躁鬱病およびその他の疾患の一症候学的形態として取り扱うべき

ものが多いことがわかった。すなわち本病には

(1) 環境にたいする性格的な人格反応としての要素

(2) 意識外に存する体質性の、あるいは病的過程としての要素

なる二つの要素が含まれていると考えられる。ブムケ門下のF・カント（F. Kant）がパラノイアを統合失調症また躁鬱病によって病的に変化した人格において環境による妄想的反応が現われたものと解釈しているのも同様な考えである。躁鬱病的な情緒変化が妄想形成に演ずる役割は上述せるごとくシュペヒト、エワルトによって論じられている。彼らの説によれば躁的および鬱的の両感情の混合が病的猜疑なる症状を生ぜしめ、これが病者の本来のパラノイア性傾向を助長し持続することによって、パラノイアなる病像が発生するとする。

しかし統合失調症的過程がいかなる意味においてパラノイアの形成に働くかは、統合失調症的過程による精神症状の本質に関して現在いまだ定説がないため、明瞭に説明することがはなはだ困難である。

K・コレは妄想知覚なる現象学的特徴に重要なる意義を認め、これを統合失調症的過程の直接の表現なりとし、これによってパラノイア性反応とパラフレニーとを区別しようとしたのであるが、チュービンゲン学派ことにO・カントのごときは妄想知覚を統合失調症的人格変化の結果として発現した

二次的症状にすぎないとすることは上述したごとくである。この立場からは妄想そのものの現象学的分析よりも、その背後に存する統合失調症的な人格構造の変化の方がより重要となるのである。彼は統合失調症性妄想はその人格構造の病的変化により特有なる現象学的特徴を有し、時に了解不能のごとく見えることもあるけれども、その発生の機構は人格反応としての妄想と同様の衝動力学的機構によるものであるとし、この見地からパラノイア性の妄想が、統合失調症的人格変化とともに幻聴を伴う被害妄想に、さらに影響妄想にと漸次的に移行する場合のあることを述べている。

ただ問題になるのは、この統合失調症的過程による基礎的症状がいかなる性質のものなりやという点である。ベルツェはこれを心的活動力（psychische Aktivität）の減退なりとし、この仮定から多くの統合失調症的症状の発生を説明している。O・カントはこれを人格構造の解体（Lockerung der Persönlichkeitstruktur）なりとしているが、その詳細な説明はしていない。われわれは最近統合失調症症状の発生を心的活動力の減退による社会的人格の発達史的構造の解体という点から解明しようと試みたが、ここではこの問題についてくわしく述べることは省略する。

ここにはやや詳細に観察された妄想性精神病者の一例について、その構造を簡単に説明するに止めたいと思う。

症例　○田○平　四十三歳　男　小学教員。

現病歴　一年前より学校の同僚が自分を排斥すると言って、勤務を休んだりしたが、最近妻が親戚と共謀して自分の財産を横領すると言い、夜も眠らず、妻を責める。その他日常の行動には異状がないが、頑固になり、怒りやすい。昭和十五年十月入院。

入院後の陳述。幼時から無口でおとなしい方、小学校時代には友達は普通にあり、腕白でもあったが、遊ぶ時は自分が大将になるよりも他の友人に遊んでもらう方であった。成績は上位。師範学校では卒業時の席次十五番目。内気で社交嫌いであったため実習の成績は悪かったが、学科はむずかしいとは思わなかった。勉強はしない方。師範学校時代から著明に内向的となり、友達も一、二人しかなく、気ままであったが、人前ではおとなしかった。自慰は小学校時代から引き続いてあったが、それにたいする自責感はなかった。卒業後、性格がしだいに明るくなってきたと思う。

卒業後郷里付近の小学校に勤め、数回転任、現在の小学校には七年ほど勤めている。卒業後数年にして結婚した。近親が勝手に決めた結婚で真の愛情はなく、妻は勝気な方で、自分は押され気味であった。妻も小学教員で勤め先が違うため、数年間別居していたことがある。この頃（五年前）妻の態度が怪しいと思い、風呂屋でも、その噂が聞こえるように思い、妻の跡をつけたり、数日間続けて妻を責めたりしたことがある。「いつもはかまわん人間だけれど、一つのことに逆上してそのことばかり考える傾向がある、潜在意識としては他人にひがんでいるので、それがある機会に表面に出るのです……」。また、性的には虚弱な方で、この方面のことで人に噂されると辛いという気があった。同棲するようになってからこの嫉妬的感情は薄らいだ。

一昨年で教頭にもなれないうちに恩給年限になった。校長も自分にたいして不愛想になったようだし、人も夫婦共稼ぎしないでやめたらよいという態度を示すように思ったが、惰性で勤めていた。昨年の春頃妻の妹の友人の女教員に好意を持ち、これについて同僚からヤジられたのを非常に苦にした。ある時「自分を看板にして、他の教員と関係があるのだろう」と非常識なことを女に言い、あとで後悔した。これを女が他の教員に告げ口したように感じ、ついに全教員が同盟して自分を排斥し、辞職させようとしているように思い、それが頭にこびりついて不眠状態になった。

和歌山で二週間ほど養生して家へ帰ったが、恥かしくて外へ出られず、夏休みになった。このころから外を通る人が「自分のことを噂してる」ように感ずる。このころから妻の態度が怪しいように思われる。たとえば妻が仏壇に燈明を上げて、鈴をならすとそれが相手の男にたいする合図のような気がする。苦しくなって神戸へ逃げ出したが、所を変えるといくぶん落ち着くようである。やがて故郷へ帰り学校に出るようになったが、依然として同僚の態度も変であり、妻の様子も怪しい。本年四月に妻の父が死んだ際、香奠の問題から親戚の者たちも自分を排斥しているように思う。妻は財産を奪って相手の男と一緒になろうとし親戚はこの企てを助けているように思う。これを確かめるために、一晩も二晩も眠らずに妻を責める。このような状態になると身体が衰弱し、衰弱するとますます一つのことばかり考えるようになる。

入院後の経過。顔面表情はいくぶん硬固であるが、むしろ饒舌なほど自己の症状について話す。妄想についても「衰弱してくると、つまらぬ考えがこびりついて離れないのです」と言い、いくぶん病識は存するようでもある。また妄想の発生動機についても「自分のひがみです」とよく説明する。しかし真の病識はなく、絶えず退院を懇願する。まもなく退院し、その後他の精神病院に入院、当時は幻聴、毒害妄想（妻が食物に毒を入れる）などの統合失調症的症状も示したらしいが、しだいに回復して退院、目下は明瞭な妄想はほとんど認められない。ただし嫉妬妄想的傾向は依然として認められ、毒害妄想についても、「なぜ妻が毒を入れたかはわからないが、その当時は確かにそう感じました」という。家人の言によれば日常の行動にはなんらの異状も認められないという。

遺伝的には父が一時沈鬱性パラノイア性の精神衰弱様状態に陥ったことがあり、当時被害妄想的傾向も見られた。兄弟にも一時神経衰弱様状態をきたしたものが二人あり、その他近親には著明な統合失調症者がある。本人は肥満型に近い体格を有する。

本例の性格は内向的であり、しかも自尊心の強い、クレッチマーのいわゆる易感性性格に属する。本人に以前から認められる嫉妬妄想的傾向は、夫婦の性格的不調和、性的劣等感、勤務上の都合による別居などの要因によってだいたい説明できると思われる。また関係妄想的傾向は自己の地位にたいする不安（「恩給年限になったし夫婦共稼ぎだからやめてはどうか」と人に言われるように思う）および生来の劣等感から十分理解できるものであり、本人も「気が弱いため、いろいろと取り越し苦労をする」と言っている。

ついで女教員にたいする愛情、およびそれを他人に知られているという危惧感、およびこの事実にたいする自責感から、同僚に笑われる、排斥されているという被害妄想が生じ、また妻にたいしては以前の嫉妬妄想が再発した（「こんなふしだらな男と一緒になっているのは厭だと妻が言ったことがあります」）。妄想がしだいにその範囲を拡大してゆき、親戚にたいする被害妄想、妻の毒害妄想に発展する過程も、本人が「一つのことに逆上するとそればかり考え、次から次へと考えが発展していって夢中になる」と述べているように、必ずしも理解できないものではない。

この意味で本例はクレッチマーの易感性関係妄想に属する人格反応として理解しうるように見える。しかし退院後に存在した統合失調症的症状や、遺伝的に統合失調症的負因の存することなどから考えれば、本例はむしろ統合失調症の一部としての妄想性精神病ではないかとも思われる。しからば本例において統合失調症的過程による要素は妄想の形成にいかなる役割を演じているのであろうか。

もちろん上述の病歴によるも本例の妄想が統合失調症過程によって原発的に生じたと考えることは困難であり、病的過程の役割は妄想に特殊な形式的特徴を与え、妄想知覚（「妻が仏壇に燈明を上げるのは男にたいする合図だ」）、幻聴など了解不能なる徴候を付与した点に存する。さらにまた、これらの形式的徴候もまた決して原発的なものではなく、むしろ統合失調症的過程による人格変化がかくのごとき妄想形態の変化をきたらしめたものにほかならないことはすでに述べたごとくである。本人も「病気が悪くなって不眠が続くと、一つのことばかりくよくよ考え続け、今思うとわけのわからない考え方に夢中になります」と言い、外見的にも増悪時には顔面表情の硬化、思考過程の不統一等の特徴が明らかに見られる。

さてこの統合失調症的人格変化の基礎を形成するもっとも重要なる要素が「心的活動力の減退」な

ることは本例においても明らかに観察しうる。統合失調症者の初期にしばしば訴える離人症的感情、劣等感はこの障害の自覚症状にほかならないと考えられるのであるが、本例に見られる劣等感、ことに発病時における衰弱感もまた、単に性格的、反応的に発生したものというより、むしろ統合失調症的症状の発現と見るべきではあるまいか。

以上は統合失調症的過程のパラノイア形成にたいする役割について簡単に考察したのであるが、要するにパラノイアの構造はその病歴を詳細に分析し、さらに遺伝的、体質学的観察を加えることによって、その臨床的位置が決定されるのであって、その場合、躁鬱病的あるいは統合失調症的要素と性格的反応的要素とを分離し、解釈することは決して容易でない。したがって統合失調症とパラノイアとの境界を単なる現象学的分析によって決定せんとするごとき企てはほとんど成功しがたいのであって、むしろ両者は漸次的な移行を示すものと考えられる。

なおランゲの主張するごとくパラノイアに独立なる病的因子の存在することも必ずしも否定できないことである。満田博士は統合失調症の諸病型の遺伝がしばしば Homotypie〔同型〕を示すことを証明しているが、パラノイアに属する疾患においても同様の関係が認めうる場合が必ずしも少なくないのである。

5 要約

(1) 従来パラノイアに関しては特殊な性格的基礎の上に発現する、環境にたいする人格反応の一種であるとする論者（ランゲ、チュービンゲン学派）と、その大部分は躁鬱病あるいは統合失調症の一症候学的形態にすぎないと考える学者（シュペクト、エワルト、K・コレ）とがある。

(2) われわれの見解によれば、パラノイアの大部分は性格的反応的要素と、統合失調症的、躁鬱病的、あるいはその他の器質的、体質的要素とが合併することによって成立するものであるが、またランゲの言うごとく、特別なるパラノイア性病的因子が遺伝的に存在する可能性も否定できないと思われる。

(3) パラノイアの病像においては病的過程的あるいは躁鬱病的要素はきわめて小さな役割を占めるにすぎず、大部分は反応的性格的要素によって説明しうるものであるから、心理学的観察のみによって、パラノイアを病因論的に分類することはしばしば不可能である。ことに統合失調症とパラノイアとの境界領域に属する疾患にはしばしば両者の移行状態が認められる。

主要文献

（1）Birnbaum, Z. neur. Bd. 26.

（2）Bleuler: Affektivität, Suggestibilität, Paranoia, 2te Auflage. (1926).
（3）Ewald: Z. neur. Bd. 49; Arch. f. Psychiatr. Bd. 75.
（4）Gaupp: Zur Psychologie des Massenmordes. (1914) Z. neur. Bd. 163.
（5）Jaspers: Z. neur. Bd. 1.
（6）Kant, F.: Arch. f. Psychiatr. Bd. 87.
（7）Kant, O.: Z. neur. Bd. 127.
（8）Kehler. F.: Z. neur. Bd. 74; Bumkes Handbuch der Geisteskrankheiten, Bd. VI.
（9）Kolle, K.: Die primäre Verrücktheit. Leipzig. (1931)
（10）Kraepelin: Lehrbuch der Psychiatrie, 8te Auflage. (1927).
（11）Kretschmer: Sensitive Beziehungswahn. (1918).
（12）Lange: Aschaffenburgs Handbuch der Psychiatrie. Spez. Teil, 4Abt.; Z. neur. Bd. 94.
（13）Specht, Zbt. f. Nervenheikde. Bd. 28 u. 31.
（14）Westertep, Z. neur. Bd. 41.
（15）村上仁、精神分裂病の心理（昭十八、弘文堂）。

解　説

野間俊一

精神医学に、精神病理学という学問分野がある。そこでは、脳機能などの生物学的観点からではなく、あくまで精神現象をそのまま直接解析し把握することによって精神疾患を理解しようとする方法論をとる。身体医学の対象が客観化が比較的容易な身体的病変であるのに対して、精神医学の対象が実体のない精神に変調をきたす疾患だからこそ、まずはじめに、症状をどのように把握し疾患をどのように規定するかというそもそもの大前提を議論せねばならない。その大前提を担っているのが精神病理学である。

複雑で深奥なる精神に近づこうとするわけだから、そこで用いられる用語や概念、理論といったものは、畢竟難解にならざるを得ない。たしかに昨今の精神病理学の領域では、思弁に偏り臨床との接点が見えづらい議論もないわけではなく、このことが精神病理学を、他の専門分野の人びとからのみならず一般精神科医からも敬遠させる結果となっている。しかし、臨床的必然から演繹された真の精神病理学論文というのは、心を病む人びとの苦悩の姿と、苦悩を抱えながらも自分なりのやり方でなんとか生きようとする彼らの息遣いを、読者に知らぬ間に体感させるものである。そこには、整合的な「説明」よりもむしろ、臨床的な「了解」を重視する姿勢が貫かれている。

今から約一世紀前、フランスやドイツの精神医学界で活発に行われていた議論をわが国にいち早く紹介し、日本の精神病理学の礎を打ち立てたのが、村上仁である。村上は、ひとつの立場に偏ることなく広い視野で精神医学全体を見つめ続け、そのうえで深い哲学的思索に裏打ちされた確固たる「村上病理学」を構築していった。戦時中に発表された名著『精神分裂病の心理』は、精神病理学という人間精神への接近方法を世に問うことで当時の精神医学者に多大な影響を与え、その後の精神医学の発展の一つの道標となった。現代の日本を代表する人間学的精神病理学者・木村敏を、インターン時代に精神医学の道へと向かわせたのが同書であることはよく知られている（木村敏『分裂病の現象学』弘文堂、一頁、木村敏・檜垣立哉『生命と現実』河出書房新社、一七頁）。まさにわが国に精神病理学を導入した村上がすでにみずから、真の精神病理学者を体現していたといえるだろう。

ここで、村上仁の経歴を振り返っておこう。村上は、明治四三年（西暦一九一〇年）、岐阜県大垣市に生まれた。昭和八年（一九三三）に京都帝国大学医学部を卒業し、同大学医学部精神医学講座の副手、助手、講師を経て、昭和一三年（一九三八）から一四年（一九三九）にかけてフランスに留学し、ヨーロッパの精神病理学、とくにジャネの心理学体系を学んだ。帰国後は精力的に精神病理学論文を執筆し、昭和一六年（一九四一）に京都帝国大学医学部精神医学講座の助教授に着任、翌一七年（一九四二）には三二歳の若さで『精神分裂病の心理』（弘文堂）を上梓している。昭和二六年より名古屋市立大学医学部精神医学教室の教授を務め、この時期に精緻な精神症候学体系を『異常心理学』（岩波書店、一九五二）として発表した。昭和三〇年（一九五五）に京都大学医学部精神医学講座の第三代教授に着任、昭和四八年（一九七三）に同大学を定年退官して名誉教授となったのち、九年間兵庫医科大学精神医学講座の教授職に就いている。平成一二年（二〇〇〇）に心不全のため死去、享年九〇歳だった。

村上は昭和四六年（一九七一）に、『精神分裂病の心理』の全内容とそれまで書きためてきた論文を二冊からなる『精神病理学論集』（みすず書房）にまとめているが、その大半が統合失調症（精神分裂病）に関する論考である。訳書も多く、たとえば、ミンコフスキー『精神分裂病』（みすず書房、一九五四）、セシュエー『分裂病の少女の手記』（みすず書房、一九五五）、ボス『性的倒錯』（みすず書房、一九五七）、ゴルトシュタイン『生体の機能』（みすず書房、一九五七）、ヤスパース『ストリンドベルクとファン・ゴッホ』（みすず書房、一九五九）、ウェルダー『フロイト入門』（みすず書房、一九七五）、などがある。これらの書名からもわかるように、村上の精神病理学の対象はおもに統合失調症であり、しかも村上は、ミンコフスキー、ビンスワンガー、ボスといった人間学的理解に加えて、当時フロイトによって提唱された精神力動的アプローチに少なからぬ関心をもっていた。

これらの学問的関心は、ひとえに「いかに患者を理解するか」というきわめて臨床的な態度からおのずと生じたものである。木村は自著のなかで、昭和三一年（一九五六）に京大精神科に入局した際、前年に教授に着任したばかりの村上から関心領域を尋ねられて「精神病理学」だと答えたときの村上のようすを、以下のように綴っている。

……ところが［村上］先生は、わたしの答えを聞くなり、先生独特のぶっきらぼうな口調で、「精神病理学という特別な分野があるわけじゃない、精神病理学というのは精神科の臨床のことなんだ」とおっしゃった。

（木村敏・今野哲男『臨床哲学の知』洋泉社、四頁）

村上にとって精神病理学とは、日々の臨床において患者に真摯に向き合い、より深く患者を知ろうとする医療的態度の必然的帰結だったのである。

それでは村上の統合失調症論は、当時の精神医学界においてどのような意味をもつのだろうか。村上の業績の真価を明確にするために、本書に収められた論文が書かれた当時まで、つまり一九五〇年頃までの精神医学の歴史、とくに統合失調症理解の変遷を概観しておきたい（木村敏「ドイツ語圏精神病理学の回顧と現状・1　戦前のヨーロッパ精神医学の流れ」『分裂病の現象学』弘文堂所収を参照）。

1　近代精神医学の誕生

近代精神医学は一七九二年のフランスのピネルによる「精神病者の鎖からの解放」に始まるといわれるが、この出来事は、精神症状を医学の対象とすべく正確に記述し精神疾患という概念を創設したという意味で、きわめて重要である。ピネルは精神病の多彩な病態像を、「マニー manie」（興奮発揚状態）、「メランコリー mélancholie」（異常抑うつ状態）、「デマンス démence」（知的人格欠陥状態）、「イディオティー idiotie」（デマンスの重症型）の四つに分類した。弟子のエスキロールは、今日的な「幻覚 hallucination」概念を明確にしたうえで、メランコリーのなかから、ある一つの考えや一連の考えが優勢になって患者の注意の中心となる病態としてさまざまな「モノマニー monomanie」（一八三八）を抽出したが、このモノマニーこそが今日の統合失調症の先駆的概念である。

2　一九世紀フランスにおける疾患概念の確立

続くジャン＝ピエール・ファルレは、モノマニーという抽象性の高い状態像概念を批判し、〈病態の潜伏－系統化－終末〉という法則的発展を記述して、経過も含めた臨床的疾病概念の確立を試みた。J－P・ファルレの思想的影響下において、ラセーグにより「被害妄想病 délire de persécution」（一八五二）が、モレルにより「早発性痴呆 démence précoce」（一八六〇）が、J－P・ファルレの息子ジュール・ファルレにより「二人組精神病 folie à deux」（一八七七）が、マニャンにより「系統的経過をとる慢性妄想病 délire chronique à évolution systematique」（一八九一・一八九三）が提唱されている。そのほか、精神医学のほぼ全領域について精緻な記述を残したセグラがいる。またモレルは、人間の正常な型からの病的な偏りを指す「変質 dégénération」（一八五七）概念を唱えて遺伝素因を重視し、マニャンは変質者に生じる急性の妄想状態を「突発妄想 délire d'emblée」（一八九三）と記載した。この変質概念は、その後の非定型精神病概念の源流である。

これら統合失調症およびその近縁病態の記述に対して、今日の双極性障害（躁うつ病）につながる概念としては、エスキロールの弟子バイヤルジェが「二相精神病 folie à double forme」（一八五四）を、J－P・ファルレが「循環精神病 folie circulaire」（一八五四）をそれぞれ同時期に発表し、両者のあいだで激しい優先権論争が展開されたという。

3　一九世紀ドイツにおける心理主義と身体主義の対立

一方、一九世紀前半のドイツでは、ハインロートに代表される精神疾患を純心理学的原因によるものと考える「ロマン派精神医学」と、グリージンガーに代表される自然科学に基礎を置く「生物学的精神医学」が対立し、後者の流れを汲むウェルニッケは、失語研究から現代の神経心理学の基礎を確立した。また、フランス流の病像記載の手法がドイツにも影響を与え、ヘッカーは思春期に発病して痴呆状態に陥る「破瓜病 Hebephrenie」（一八七一）を、カールバウムは特有の興奮と緊張状態を呈する「緊張病 Katatonie」（一八七四）を記載した。このころ、ロシア出身のカンディンスキーは自らの精神病体験をもとに、主観空間に現れる「偽幻覚（仮性幻覚）Pseudohalluzination」（一八八五）を記述している。

4　力動論の誕生――ジャネとフロイト――

世紀の変わり目には、フランスのジャネとオーストリアのフロイトがそれぞれ独自の心理学を構築していた。

ジャネはまず、正常な精神活動以外に過去の精神活動の反復にすぎない「心理自動症 automatisme psychologique」（一八八九）の存在を指摘し、精神活動全体が自動化したものを「精神衰弱 psychasthénie」、一部のみが自動化したものを「ヒステリー hystérie」と呼んだ。精神衰弱は不安、強迫、対人恐怖などを含むやや曖昧な概念だが、今日の解離性障害と重なる点が多い。またジャネは、心的エネルギー量を示す「心的力 force psychologique」と心的エネルギーの活用能力を示す「心的緊張 tension psychologique」によって精神症状を説明する独自の力動論（一九一九）を構築し、さらに精神活動を九段階で示す階層論（一九二六）を展開した。

意識下の精神活動を構造面からとらえようとしたジャネに対して、フロイトはもっぱら精神活動の内容面に着目して独自の「精神分析学 Psychoanalyse」（一八九六）を構築した。フロイトは意識に上らない心的活動を「無意識 Unbewußte」と名づけ、そこに意識化に抵抗する心的葛藤の存在を仮定した。そして、治療者との転移関係のなかで無意識内容を意識化する作業を精神分析療法と呼び、おもに神経症治療に用いた。ジャネと異なりフロイトは多くの後継者を育てて堅固なグループを形成したこともあって、精神分析は精神医学のみならず思想界においても現在まで大きな影響力を持ち続けている。

5　精神疾患の体系化——二大精神病論——

一九世紀に個別に報告されてきたさまざまな精神疾患は、ドイツのクレペリンによって、モレルの「早発性痴呆 Dementia paecox」とバイヤルジェやJ‐P・ファルレの示した「躁うつ病 manisch-depressives Irresein」の二大精神病論（一八八三）のなかに体系化されることになった。「破瓜病」と「緊張病」は「妄想病」（「被害妄想病」と「系統的経過をとる慢性妄想病」を含む）とともに、「早発性痴呆」の亜型に分類された。この二大精神病は、脳や身体といった心の外部に明確な原因が認められる「外因性精神病」や、心理的反応として生じる「心因性精神病」とは異なり、原因が心の内部そのものにあると仮定されて、「内因性精神病」と呼ばれる。ただ、「早発性痴呆」という呼称は病院や施設に長年収容された患者の経過を示したものであり、患者の実情を表していないとの批判から、経過よりも横断面の病理を重視し精神分析学の影響も受けたスイスのオイゲン・ブロイラーによって、「精神分裂病（Schizophrenie: schizo ＝「分裂」、phrenie ＝「精神状態」）」（一九一一）と呼び換えられた（日本ではこの呼称もまた誤解を招くものだとして、二〇〇二年に「統合失調症」と表記されるようになった）。クレペリンの弟子に、彼の死後未完の教科書第九版を完成させたランゲや、クレペリンとフロイトのあいだで独自の了解精神医学を展開したブムケ、「心霊性精神病 spiritische Psychose」で知られるケーラーがいる。

ただしこの二大精神病論に対して、その両者に含まれない病態の存在を主張する立場もある。ドイツのシュレーダーは、多彩な統合失調症症状を示しながらも予後良好な周期性精神病を、モレルの変質概念を援用して「変質（性）精神病 Degenerationspsychose」（一九二〇）と名づけ、ウェルニッケ学派のクライストがその概念を発展させた（一九二一）。クライストは、単なる症状複合（Symptomen-komplex）と疾患（Krankheit）とのあいだに、経過や予後も同一である一群として「症候群 Syndrom」（村上は「症状群」と表記）という概念を提示したことでも有名である。この流れは、クライストの弟子レオンハルト（一九六〇）とわが国の満田久敏（一九七六）の「非定型精神病 atypische Psychose」概念に引き継がれることになるのだが、彼らはこの疾患群が統合失調症からも躁うつ病からも遺伝的に独立していると主張した。「内分泌精神症候群 endokrines Psychosyndrom」（一九四八）を唱えたE・

ブロイラーの息子マンフレッド・ブロイラーも同じ立場に属する。ちなみに、症候性精神病は原因が異なっても同じ反応をすることを確認してそれを「外因反応型 exogene Reaktionstypen」（一九一二）と名づけたことで知られるボンヘッファーは、初期にウェルニッケに師事したひとりである。

6　厳密な精神病理学へ――ハイデルベルク学派――

クレペリンの二大精神病論は精神医学に一つの大きな支柱を構築したが、その症状記載の手法はある意味で素朴な臨床記述にすぎなかった。クレペリンの古典的精神医学に対して、より厳密な精神病理学理論の構築が当時のドイツ・ハイデルベルクで試みられ、その医学者たちは「ハイデルベルク学派 Heidelberger Schule」と呼ばれた。その中心にいたのが、のちに哲学者に転向したヤスパースである。ヤスパースは『精神病理学総論』（一九一三）のなかで記述現象学の手法を援用し、精神現象への接近方法として、心的連関を直観的に把握することを「了解 Verstehen」と呼び、了解不可能なものは因果論的に「説明 Erklärung」されねばならないと主張した。そして、異常な精神症状でも元来の人格から心的原因によって発展的に生じたと了解できる場合は「人格発展 Persönlichkeitsentwicklung」と考えるのに対して、統合失調症の幻覚妄想は了解不可能な疾患固有の病的「過程 Proseß」であると説いた。

ハイデルベルク学派にはほかに、ヤスパースの先輩に当たり了解心理学を追究したグルーレ、生物学から精神分析学までを含む多元的‐総合的な立場から精神病理現象への接近を試みたマイアー‐グロス、統合失調症の基本障害を「精神的能動性の不全」ととらえたベルツェ、メスカリンによる実験精神病研究から出発し「志向弓 intentionaler Bogen」という概念から統合失調症性思考障害の説明を試みたベーリンガー、さらには記述現象学的手法を用いいながらもあくまで臨床的経験的に精神疾患体系を構築しアメリカ精神医学会のＤＳＭ診断基準に多大な影響を与えたシュナイダーがいる。

ちなみに当時のフランスではドイツ流の統合失調症概念の導入には慎重だったが、精神病理学に厳密さを追求する姿勢はハイデルベルク学派と同様だった。セリューとカプグラはクレペリンのパラノイアとほぼ同義の「解釈妄想 délire d'interprétation」を報告し、バレは妄想幻覚がありながらも人格荒廃が比較的遅く出現する「慢性幻覚性精神病 psychose hallucinatoire chronique」（一九一一）を記載した。またクレランボーは、妄想性精神病が脳器質性障害からさまざまな自動的精神現象が生じてそこから二次的に妄想に発展すると主張して、そのような病態を「精神自動症 automatisme mental」（一九二〇）と呼んだ。

7　人間学的精神医学の萌芽

しかし、ハイデルベルク学派の求めた理論的厳密性によって臨床との乖離が生じているのではないか、厳密な精神病理学とはじつは思弁的仮構なのではないか。そのような問いが、チュービンゲンのガウプやクレッチマーから発せられた。たとえばガウプは、ヤスパースが「了解不能」と切り捨てたパラノイアの妄想を人格発展の結果として了解しようと試み（一九一一）、その成果を大量殺人犯ヴァーグナー（ワグネル）の鑑定（一九四二）において結実させた。クレッチマーは『敏感関係妄想 sensitiver Beziehungswahn』（一九一八）のなかで、敏感な性格と適応困難な環境と動機となった心的体験の三者の力動的関連から妄想体験を了解しうると主張した。チュービンゲン学派にはそのほか、クレペリンの説いた二大精神病以外に統合失調症と躁うつ病とてんかんとが混合した病態である「混合精神病 Mischpsychose」（一九二五）を主張したマウツや、ヤスパースの説く了解不能な一次妄想（primärer Wahn）を退けて妄想一般の了解可能性を追究したO・カントがいる。混合精神病概念はあくまで疾患を複数の要因からとらえようとする病態理解から生じたものであり、その点で独立疾患であることが前提となっているウェルニッケ－クライスト－レオンハルト学派の非定型精神病とは一線を画する。

チュービンゲン学派の統合的人間理解からさらに、疾患の背後にある人間存在へと目を向けるいわゆる人間学派が登場するのだが、その先駆的存在がドイツのシュトルヒである。シュトルヒは統合失調症患者と未開人との共通点から統合失調症の人間的体験様式への接近を試みた（一九二二）。その後の人間学派の系譜には、うつ病者の時間体験を論じたシュトラウス（一九二八）やゲープザッテル（一九二八）らが続く。

同時期のフランスでも、厳密な機械論への批判がなされた。セグラの弟子セイエはクレランボーの「精神自動症」を「(被)影響妄想 délire d'influence」（一九二七）と呼び直し、自動症により外部から影響を被っているという妄想体験が一次的に生じていると主張した。クロードの「外部作用症候群 syndrome d'action extérieure」（一九三〇）やギローの「外来現象 phénomènes xénopathiques」（一九五〇）も、影響妄想と類似の病態である。また、スイスのミンコフスキーは、統合失調症的人間存在様式に着目してその基本障害を「現実との生命的接触の喪失 perte du contact vital avec la réalité」（一九二九）

ととらえた。

この頃の新たな動きとしては、ジャネの弟子であるフランスのエーが、神経学者ジャクソンの階層理論を精神医学に応用した「ネオ・ジャクソニズム néo-jaksonisme」（一九三四）という立場から、器質的かつ力動的にあらゆる精神疾患を理解しようとした。エーとともにジャネに学んだ者に、精神分析のグループに属したラガーシュがいる。

このように精神医学の歴史を概観すると、精神医学者たちはつねに「心理主義 Psychik」と「身体主義 Somatik」のあいだを揺れ動いてきたことがわかる。その二分法でいえば村上はまぎれもなく心理主義者だが、身体主義へ十分な理解を示し極端な思弁に走ることを嫌った、学問的に真摯でストイックな心理主義者だった。とくにジャネやフロイトの力動論的理解を積極的に取り入れているが、精神分析学の過剰な解釈傾向に対してはつねに慎重な態度を貫いた。村上と同時期に医局生活を過ごし、のちにわが国の精神療法発展の牽引者となった加藤清は、村上の助教授時代のエピソードを近年以下のように語っている。当時の京大精神科の医局には、三浦百重教授のもと、助教授の席に村上と非定型精神病概念を提唱した満田久敏の二大精神医学者がいた。

昭和二三年、［中略］教室でのこと。村上先生はどちらかというと心因学派。満田先生は遺伝学派です。その先生が、お昼御飯になったら僕の前でものすごい論争をするわけです。僕は食事をしているんですけれどもね、村上先生は自分の足をばんと食台に置いて、平気で座っている。満田先生は苦い顔をして、起立して、疾病学を論ずる。村上先生は、クランクザイン Kranksein、疾病存在［＝病んでいるという人間存在］、アインハイト・プシコーゼ Einheitpsychose［＝単一精神病論］──精神疾患は一つのものやと考えた。満田先生は遺伝学をやるから、疾病のアインハイト Einheit［＝単位］、プシコーゼ・アインハイト Psychoseeinheit［＝精神病の疾病単位］の問題。僕らは入局して三年目ぐらいで、食事のときになるとそんな議論をするから緊張して、ご飯も半分しか食べられないんです。［村上の主張する］精神病者の在り方の問題、疾病存在の問題と、それからもうひとつ［の満田の主張］は、全部精神疾患は分類される、という大論争。僕はどっちにつこうかなと思って。どっちも魅力を感じるしね。一方［の村上］は、疾病の問題はよくて存在の問題、本当に神経症を［治療］するものは人間をよくしていくんだ、と言う。もう一方［の満田］は、そんなアホなことはないだろう、もっと疾患を科学的に分析しないといけない、と。［僕は］そういう考えのあいだに揉まれていた。

（二〇〇九年五月、京都大学百周年時計台記念館での「三好暁光先生追悼シンポジウム──沈黙と響き──」の講演より。二〇一〇年刊『京都大学大学院教育学研究科臨床心理事例研究第三六号』所収予定。大括弧内は野間。）

本書に収められた諸論文が今日重要な位置を占めるひとつの理由は、それが戦前に書かれたもの、すなわち薬物療法開始以前の記述であるということである。最初の抗精神病薬クロルプロマジンが発見されたのが一九五二年であり、村上の活躍した時代は、マラリア療法（一九一七年に開発）、インシユリンショック療法（一九三三）、カルジアゾールけいれん療法（一九三五）、電気けいれん療法（一九三八）などのショック療法が主流だった。ショック療法の効果はおおよそ一過性であり、患者の体験に本質的な改変は加えないと考えられることから、村上論文で紹介されている患者の状態像はほぼ治療的修飾のない純粋なものであり、今日では貴重な資料的価値をもつといえるだろう。それは、ひとえに村上の詳細かつ生き生きとした患者描写に負うている。ここに臨床家・村上仁の面目躍如がある。

ここで本書に収められたそれぞれ論文について、ごく簡単に説明を加えよう。

「統合失調症の精神症状論」は、昭和二四年（一九四九）に精神神経学雑誌第五〇巻にて発表された。統合失調症を三つの病期に分け顕在発症前の人格変化に言及している点も慧眼だが、病的過程と心因性因子が複合的に作用して病像が形成されるとの指摘は今日においてもきわめて重要である。論文中にある「間脳症」とは、脳幹の前端に位置する間脳での外傷、血行障害、腫瘍などで出現し、意識障害、幻覚、健忘、うつ病などが生じる外因性精神病のことを指す。

「幻聴に関する精神病理学的研究」は、昭和一四年（一九三九）に精神神経学雑誌第四三巻にて発表された。若干二九歳のときの論文だが、内的言語が自己意識のコントロールから逃れて外在化され、有声考慮（考想化声）から幻聴へと向かうという症状形成の精緻な考察には驚かされる。「幻覚の様相は幻覚者をその精神的全体との関連において観察する場合にのみ理解され得る」の一文は、村上の人間学的立場を明確に表している。

「変質性精神病について」は、昭和二八年（一九五三）に精神神経学雑誌第五五巻にて発表された。当時京大精神科での同僚の満田が非定型精神病概念を提唱し、おもに遺伝学と生物学から独立疾患であることを示す研究を進めて世界的に注目を集めていた。本稿では変質性精神病ならびに非定型精神病を概観しながら、満田と異なり精神分析的解釈を試みている。

「影響精神病とセネストパチー」は、昭和一五年（一九四〇）に精神神経学雑誌第四四巻にて発表された。今日ではあまり使われない「（被）影響精神病」とは、外界から干渉されるという統合失調症の中核症状たる自我障害症状が慢性的に持続しながらも、人格水準は比較的保たれる病態を指し、それが身体領域に及ぶものが奇異な体感異常を訴える「セネストパチー（体感症）」ということになる。身体的訴えが中心である統合失調症患者では人格的崩れが比較的少ないという、今日の臨床的知見と重なり興味深い。

「パラノイア問題について」は、昭和二十年（一九四五）に金原出版から刊行された。今日の操作的診断では「持続性妄想性障害」という無味な疾患概念に吸収されてしまう「パラノイア」について、単なる病的過程ではなく環境に対する人格反応として生じる精神病症状の典型として考察を試みている。躁うつ病や統合失調症との関連についての議論には、さまざまな内因性精神病の症状形成に「過程」よりも「反応」や「発展」を見ようとする、村上流の単一精神病論が透けて見える。

村上仁の心理主義とは、けっしてすでに過去の遺物となった素朴な人間主義やロマン派思想などではなく、現代にも十分に通用する患者理解の方法論である。二十世紀末に忽然と登場した操作的診断という精神医学の合理化と、そこから必然的に帰結された精神医学の平板化に対する見直しが唱えられている今日だからこそ、村上の残した言葉の数々が再び本来の輝きを取り戻すに違いない。

（京都大学大学院医学研究科・精神病理学）

初出一覧

統合失調症の精神症状論〔原題　精神分裂病の精神症状論〕　精神神経学雑誌、五〇巻、五号、一九四九年

幻聴に関する精神病理学的研究　精神神経学雑誌、四三巻、一九三九年

変質性精神病について　精神神経学雑誌、五五巻、二二号、一九五三年

影響精神病とセネストパチー　精神神経学雑誌、四四巻、九号、一九四〇年

パラノイア問題について　金原書店、一九四五年

刊行にあたって

一、本シリーズは、現代精神医学の発展を支えてきた医学者による名著を中心に、人間理解への卓越した視点に基づく著作を新たに編纂し、刊行するものである。
一、収録論文の初出は巻末の初出一覧に示した。
一、巻末には解説者による本書初出の解説を付した。
一、文中大括弧［ ］内の記述は解説者およびみすず書房編集部による。
一、原文にある「精神分裂病」の表記は「統合失調症」に改めた。
一、刊行にあたり、全篇新字体・新仮名遣いに改めるとともに、適宜現代的表記を用いた。
また、今日において差別的、不適切と思われる表現も著者の執筆意図、時代背景を重視し、そのまま収録した。

著者略歴

（むらかみ・まさし，1910-2000）

1910年岐阜に生まれる．1933年京都大学医学部卒業．精神医学専攻．京都大学名誉教授．2000年没．著書『異常心理学』（岩波書店 1952）『精神病理学論集』（みすず書房 1971）．訳書　ヴィオー『知能』（1951）フィルー『精神力とは何か』（1952）（以上，白水社）ミンコフスキー『精神分裂病』（1954）ボス『性的倒錯』（共訳 1957）『分裂病の少女の手記（改訂）』（共訳 1971）ウェルダー『フロイト入門』（1975）ラプランシュ／ポンタリス『精神分析用語辞典』（1977）（以上，みすず書房）ほか．

《精神医学重要文献シリーズ Heritage》

村上 仁

統合失調症の精神症状論

2009年11月10日　印刷
2009年11月20日　発行

発行所 株式会社 みすず書房
〒113-0033 東京都文京区本郷5丁目32-21
電話 03-3814-0131(営業) 03-3815-9181(編集)
http://www.msz.co.jp

本文印刷所 萩原印刷
扉・表紙・カバー印刷所 栗田印刷
製本所 青木製本所

Printed in Japan
ISBN 978-4-622-08231-6
[とうごうしっちょうしょうのせいしんしょうじょうろん]

現代精神医学原論	N. ガミー 村井俊哉訳	7770
症例マドレーヌ 苦悶から恍惚へ	P. ジャネ 松本雅彦訳	3990
心理学的医学	P. ジャネ 松本雅彦訳	3780
意識 1・2	H. エー 大橋博司訳	I 6825 II 6510
夢と精神病	H. エー 糸田川久美訳	3990
現代フロイト読本 1・2	西園昌久監修 北山修編集代表	I 3570 II 3780
劇的な精神分析入門	北山修	2940
精神医学の古典を読む	西丸四方	3360

（消費税 5%込）